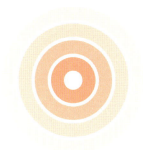
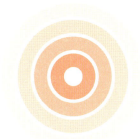

介護老人保健施設
(老健)
で働く人々に すぐに役立つ
知識

元老健施設長・元重心施設長
熊谷公明

中央公論事業出版

刊行に寄せて

　『介護老人保健施設（老健）で働く人々にすぐに役立つ知識』という書物の題名は画期的である。特に、後半部分の"施設長"に限定している所に、著者の情熱と気概が感じられる。
　しかし、残念ながら、医師というのは、一風変わった人種であって、本屋で見つけて立ち読みしたとしても、実際に購入する人は、多く見積もっても、医師全体の１％弱位であろう。ただし、今、国内で34万人と言われている医師のうち、１％弱でも三千人に上るので、まんざら馬鹿にも出来ない数であろう。かかる医師三千人の方々の為にも、かかる老健や、主に高齢者向けの病院・施設を多数有する、我々の医療法人社団慈誠会について、本書の資料で触れさせて頂きたい。
　翻って、「老健」ビジネスに焦点を絞れば、今後高齢者人口の増加に伴い、高齢者の医療と介護の需要が増大し、「老健」での職務は、ある意味独特の挑戦や、崇高な満足感を提供してくれるとも言えるのではないだろうか。「老健」での医療従事者は、そこの高齢者の健康だけでなく、生活の質・レベルの向上を目指す使命感を担い、それを果たす為に、知識やスキル及び熱い情熱を持ちながら取り組まねばならない。
　そして、高齢者は、身体的にも、精神的にも、さらに社会的にも、健康に関する一連の難しい課題に、正に直面している訳で、その為にも、医療者、特に医師は、包括的、かつ、個別的に最適な、言わばオーダーメードの、アプローチを進めていく必要がある。
　さらに、「老健」での業務には、全て、チームワークが不可欠なの

であり、様々な職種の専門家と協働して、入所している高齢者の方々の、総合的な介護（ケア）をサービスする事が必須である。

　この書籍は、「老健」で働く医療者全てに向け、高齢者の介護に特化した、貴重な情報とガイダンスを提供してくれる筈である。

　本書では、医師はもちろん、看護師、リハビリテーション・スタッフ、介護福祉士、ケアマネジャー、栄養士、薬剤師及び事務職など、各専門家に役立つような知識を満載している。高齢者の皆さんの実生活に深く関わり、高齢者の皆さんの健康と幸せをサポートし、それらに貢献する為のツールとして、充分活用される事を願っている。

　最後に、我々医療者はもちろんの事、万人が、高齢者の豊かな知恵や経験から多くの事を学び、それとともに、尊厳やリスペクトを提示する責務を有する筈であり、特に医療者がその役目も担っているのである。

　この本が、医療従事者皆様方の、日常の医療介護業務に役立ち、そして高齢者の皆さんの人生と生活をより豊かに、よりよく出来るお手伝いの一助となれば幸甚である。医療従事者そして医師としての、大変な努力と熱い情熱に、誠に感謝申し上げる。

医療法人社団慈誠会　理事長
小出　純

はじめに

　私は1995年から『講座・高齢社会の技術』として、我が国の高齢化の問題の重要性を、福祉機器開発関係者を対象に、徳田哲男、藤井直人、秋山哲夫、長谷川和夫、寺山久美子の5氏の協力を得て、1巻から7巻までを発刊し、急速に迫りつつある高齢社会、高齢者の身体と心、リハビリテーション（以下、リハ）、福祉機器開発、住まいとまちづくり、社会参加の支援、医療分野（保健、診断）、身体機能代行、日常生活支援（介助、介護）、社会参加支援などについて記述した[1,2]。あれから29年、介護老人保健施設（以下、老健）で働くようになり、改めて我が国の現状を直視し、今後高齢者はどのようになるのか、本書の前半で記述し、次いで後半では私が従事した老健での経験を基に、老健で働く人々に役立つ知識をまとめてみた。

　私は本来小児神経科医で、知的障害、自閉症、注意欠陥・多動症候群などの発達障害、熱性けいれん、てんかんなどを専門とし、一時期英国のロンドン日本クラブ診療所で一般診療を（1975〜1978年）、その後神奈川県総合リハビリテーションセンター（以下、神奈川リハセンター）で障害児（重症心身障害児者、後天性脳障害児、てんかんなど）の医療とリハアプローチを担当した。また、神奈川リハセンター研究研修所では神奈川県委託研究「地域総合研究事業（高齢者・障害者へのヒューマンテクノロジー応用研究）」の総括リーダーとして5カ年計画に携わった。各研究機関、民間企業、大学等から51名が参加し、1．高齢者・障害者を考慮した移動システム（①住居内及び日常生活圏の移動：車椅子の開発等、②日常生活圏における交通機

関：リフト付きバス、乗用車乗り込み機器の開発等、③モビリティーの確保に関する研究）、2．ニューメディアによる高齢者・障害者の社会参加に関する研究（④障害者通信機器の開発、⑤障害者の情報通信システムの研究）、以上①から⑤の5グループで、リフト付きバスの開発と運行、乗用車乗り込み機器開発、自力での移動困難者へのパソコン（PC）の導入や、入力のためのデバイスの開発などを行い、県に報告書を提出した[3]。本研究終了後、企業研究者は出身企業、大学研究者は大学に戻り研究を続け、それぞれの分野でその後花を咲かせた。

　2012年、神奈川リハセンター（同時に東京慈恵会医科大学小児科）を定年。その前後は重症心身障害児者施設（七沢療育園、小さき花の園）の園長、岡山市の旭川児童院の顧問医師として、障害児者の医療福祉に関わった。どの施設も入所者の平均年齢が40歳前後で、児の施設とはいえ入所者の大半は成人で、成人疾患とも深い関わりを持つこととなった。

　その後私自身も高齢者に仲間入りしたのを機に、老健で勤務した。最初は首都圏を中心に展開している上尾中央医科グループ（AMG）のA施設（150床）、次いで全国展開している葵会のB施設（100床）とC施設（100床）、最後に慈誠会の赤塚園（以下、D施設。120床）で施設長を務め、非常勤では葵会、徳洲会、慈誠会の各老健で勤務した。

　老健で働くまでは、それまでの経験が生かせるものと単純に考えていた。初めて老健の施設長になる医師に対して、当時横浜市では神奈川県高齢福祉課で資料を基に、基本的知識の説明があった。しかし実際に飛び込んでみると、医療はもちろん、管理者としての仕事もあり、一日があっという間に過ぎた。1年目は試行錯誤だったが、2年目で

慣れ、3年目には余裕も生まれた。その後、B施設の老健に移り、同じ老健なのに施設運営方針が異なることに驚いた。

　入所者の多くは重い基礎疾患を持ち、病状は変化しやすく、急に受診を要することもあり、通常のリハ訓練や認知症短期集中リハを行っても在宅復帰できた例はそれほど多くなかった。また、長期滞在者が多い施設もあった。疾患背景では、認知症、呼吸器疾患（嚥下性肺炎、誤嚥、慢性閉塞性肺疾患〈COPD〉）、脳血管障害（脳梗塞、脳出血）、心疾患（心不全、狭心症）、糖尿病、整形外科的疾患（大腿骨転子部骨折、腰椎圧迫骨折、恥骨骨折）などがよく見られた。

　認知症に関しては、医師はもちろん、全職員が基礎知識を持つべき疾患である。また、高齢者のてんかんは欧米では頻度が高いのに、我が国では正確な疫学調査はほとんどなく、あっても病院での疫学調査が中心である。施設でのてんかん発作、全身強直間代発作は見逃されることはないが、一瞬意識がなくなる欠神発作は見過ごされがちで、今後の課題である。

　老健で勤務するには、まず老健の法的根拠（設置基準等）、及び入所者の実態を知る必要がある。調査項目として性別、年齢、在所期間、要介護度、主病名、併存病名、合併症名、退所者の転帰などを把握することは大切だろう。本書では、現在すでに働いている人々はもちろん、これから勤務を希望する人々、及び老健施設と関わりの深い病院関係者の役に立つように、私の経験を記述してみた。本書が皆さまの参考になれば幸いである。

目　次

　　　刊行に寄せて　1
　　　　　　医療法人社団慈誠会 理事長　小出　純
　　　はじめに　3

第一部　総論　9
　　第一章　超高齢社会 ･････････････････････････ 10
　　第二章　高齢者のからだの変化（老化）･････････ 14
　　　　1.　生理的老化　加齢とともに見られる変化　14
　　　　2.　パーソナリティの変化　17
　　　　3.　病的老化　18
　　　　4.　フレイル　19
　　　　5.　長寿の秘訣　20

　　第三章　介護保険制度と高齢者介護サービスの種類 ･･･ 22
　　　　1.　介護保険制度　22
　　　　2.　高齢者施設の種類と特徴　24

　　第四章　介護老人保健施設（老健）とは ･･･････ 26
　　　　1.　はじめに　26
　　　　2.　老健の役割　27
　　　　3.　老健の設置基準　27
　　　　4.　老健施設職員の主な役割と資格　28

第二部　介護老人保健施設（老健）入所者の実態
　　　　（自験施設から）　33
　　第一章　自験4施設の状況 ･･････････････････ 34
　　　　1.　施設の状況と調査期間　34
　　　　2.　調査項目　35
　　　　3.　調査結果　36
　　　　4.　全体のまとめ　51
　　　　5.　結論　53

　　第二章　医療対応が必要であった症状や疾患 ････ 54
　　　　1.　医師不在時　54

2. 緊急対応が必要な主な疾患　55
3. 緊急性はないが、慢性疾患で専門医の診察を受けた方が良い例　56

第三部　老健施設の充実のために、特に施設長としてなすべきこと　57

第一章　施設運営の円滑化 ･････････････････････････ 58

1. 日程表の作成　58
2. 各種委員会　58
3. 入所時診察　58
4. 苦情や事故が発生した場合　60
5. 勤務日の診療の流れ　60
6. その他　61

第二章　施設の課題 ･････････････････････････････ 62

1. 施設設置基準の課題　62
2. 現行人員基準について　63
3. 職員確保の対策　64

第四部　代表的疾患とその基礎知識　67

第一章　認知症 ･･･････････････････････････････ 68

1. 認知症とは　68
2. 診断基準　69
3. 認知症周辺症状（BPSD）　71
4. 認知症への対応　71
5. 診察の流れ　72

第二章　新型コロナを含む感染症対策の基本 ･････････ 74

寄稿：岡部信彦

1. はじめに　74
2. 感染症の予防・対策・三密を避ける　75
3. 感染症予防の基本の「キ」：標準予防策　76
4. 介護施設・事業所などにおける日常から感染症発生時の対応までの流れ　77
5. 職員自身の健康管理　78
6. 感染管理体制（感染対策委員会の設置）、マニュアル・指針の整備　79

　■筆者による追記　D施設でのコロナのクラスターの経験　79

第三章　高血圧 ・・・・・・・・・・・・・・・・・・・・・・・・・・・・・・ 82

- 1. はじめに　82
- 2. 血圧測定　83
- 3. 高血圧の評価　84
- 4. 高血圧の管理と治療　84
- 5. その他　85

第四章　誤嚥性肺炎 ・・・・・・・・・・・・・・・・・・・・・・・・・・ 86

- 1. はじめに　86
- 2. 定義　87
- 3. 原因　87
- 4. 診断　87
- 5. 検査　87
- 6. 予防　88
- 7. 治療　88

第五章　脳血管障害（脳卒中） ・・・・・・・・・・・・・・・・・・ 89

- 1. はじめに　89
- 2. 脳血管障害の疫学　90
- 3. 脳出血　90
- 4. 脳梗塞　93
- 5. 脳血管障害に見られる障害　95
- 6. 合併症　97
- 7. 予後　97
- 8. 脳血管障害のリハ　98

あとがき　100
参考文献　103
参考資料　106

慈誠会について（追記）　108
　　　　医療法人社団慈誠会 理事長　小出　純

第一部　総論

第一章　超高齢社会

　我が国は、65歳以上の人口比率（高齢化率＊）が7％の高齢化社会（1970年）から14％の高齢社会（1994年）にわずか25年で移行し、20％以上の超高齢社会（2005年）にすでに突入し、2025年に30％、2040年に35％に到達すると推計されている。

> ＊高齢化率：人口に占める老年人口割合で、65歳以上の人口割合を指すが、7％以上を高齢化社会、14％以上を高齢社会、20％以上を超高齢社会としている。

　日本の人口推移をみると、昭和45（1970）年に1億人強だったのが、平成22（2010）年の1億2,806万人以降次第に減少が始まり、令和4（2022）年10月現在、1億2,495万人となっている[4]。また、2055年には9,744万人と1億を割ると推計されている（図1）。

　平均寿命とは0歳時の平均余命のことで、令和4年現在、男性81.05歳、女性87.09歳である。年齢ごとに平均余命は異なり、65歳男性19.44歳、女性24.30歳、75歳男性12.04歳、女性15.67歳、80歳男性8.89歳、女性11.74歳、90歳男性4.14歳、女性5.47歳となる[5]。

　死因分析では、0歳は男女とも悪性新生物（腫瘍）が多く、次いで男女とも心疾患、老衰、脳血管疾患、肺炎の順である。65～75歳では心疾患、老衰の死亡率が高く、75歳以上ではさらにその傾向が大きくなる[5]。

　働き手である生産人口（15～64歳）が、子どもと高齢者からなる

第一章 超高齢社会

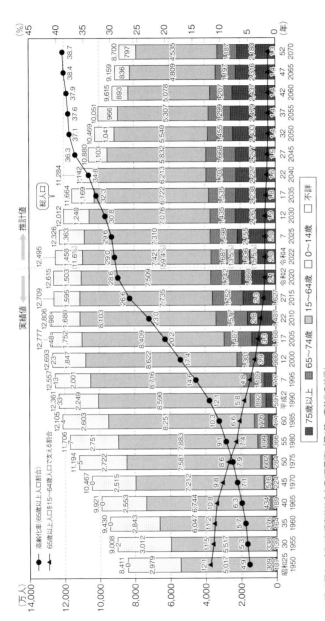

図1 日本の人口の推移

従属人口（0〜14歳と、65歳以上）をどれだけ養うかの指標である従属人口指数は、第二次世界大戦前は60％だったのが、1970年の中頃に40％台にまで急速に低下したが、2020年は69.1％であった。

　家族は人間の一生の中での組み合わせ、すなわち結婚、子どもの出生、寿命などからなり、家族周期の繰り返しがある。我が国での家族周期の変化を見ると、戦前の人生50年時代では、孫の顔が見られればよくて、多くの人は体力のある限り働き、その後は引退・隠居の余生を自分で選ぶことが可能であった。しかし、戦後の経済発展により多くの働き手はサラリーマン化し、定年という名の引退は企業の都合で決められ、本人の意思・体力・能力とは無関係であるのが現実で、しかもその定年後の人生が極めて長く、余生どころか第三の人生が待っている。この世代は職場中心の生活が主で、地域や趣味などでの交流もなく、定年後どうしたら良いのか戸惑う人が多い。

　こうした現実から、老後の過ごし方をどうすれば良いか、65歳定年後最低20年間の人生設計を立てる必要がある。それまで健康でも、年金で生活できる人は僅かで、まして次第に加齢による変化とともに病気になり、不時の出費も多くなる。したがって高齢者は、健康な限り仕事を続けることが望ましい。

　定年以降の時期には、子どもは独立し、夫婦のみから一人暮らしとなり、さらに加齢による身体機能の衰えも加わり、時には何らかの疾病による入院も加わり、認知機能が低下し、介護を要する状態になるのは避けられない。そうした状態で在宅生活、またはケア付き高齢者施設に入居するにしても、家族の支援がなければ困難である。しかし、子どもたちにもそれぞれ家庭があり、遠方で生活しているなどで、支援を期待できるとは限らない。

　老健入所時、本人の状態をよく知った家族がいて、情報を提供して

くれる場合は大変助かるが、親は子どものことを知っていても、子は必ずしも親のことを十分には知らないのが常である。日頃から万が一の時に役立つように、病気のことを伝えたり、お薬手帳などを整理したりしておくことも大切である。

　高齢者は一般的に65歳以上と定義されているが[4]、医学的・生物学的に明確な根拠はない。また、近年加齢に伴う老化現象も5～10年若年化しており、前期高齢者（65～74歳）でも元気で、社会活動を活発に行っている人は多い。こうした状況から、日本老年学会と日本老年医学会は、65～74歳を准高齢者・准高齢期に、75～89歳を高齢者・高齢期に、90歳以上を超高齢者・超高齢期に区分することを提言している[6]。

第二章　高齢者のからだの変化（老化）

　老化現象は個人差が大きく、現れる時期、現れ方に差がある。老化は大きく二つに分けられ、一つは生理的老化、もう一つは病気や様々なストレスが原因で加速される病的老化である。通常暦年齢を目安としているが、暦年齢は個人差が大きく、老化の目安にはなりにくい。そこで形態や機能面から老化の変化を見るようになっている（図2）。

1．生理的老化　加齢とともに見られる変化

　老化を生理機能面からみた場合、まず目では老眼（視力・動体視力・暗順応等の低下）、耳では聴力低下（難聴、語韻の聞き違い）、その他では反応時間、歩行速度、睡眠時間、血圧、皮膚の弾力などの順に変化が現れる。高齢者の身体的特徴は、身長の低下、体重減少、白髪、皮膚の乾燥、弾力性の低下、色素斑の増加（紫外線の影響）、筋力低下などが挙げられる（図3）。

　加齢による皮膚変化には自然老化と光老化があり、自然老化には老人性の色素斑・白斑・疣贅のほか、血管腫、紫斑、面疔、有茎性線維腫、皮膚がんがある。光老化には紫外線による皮膚変化（皮膚老化の80％にあたる）、しみ、しわ、乾燥、粗造、腫瘍発生などがある（図4）。加齢とともにしわが多くなり、つやがなくなり、しみが増え、禿げる、白髪が増える、眉毛・耳毛が長くなる。

　したがって身だしなみには注意が必要である。

第二章　高齢者のからだの変化（老化）　　15

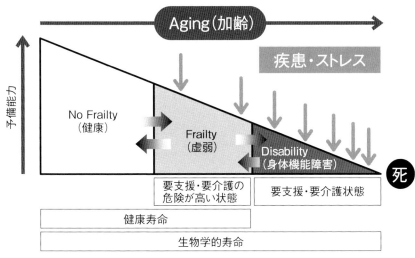

図2　生物学的寿命

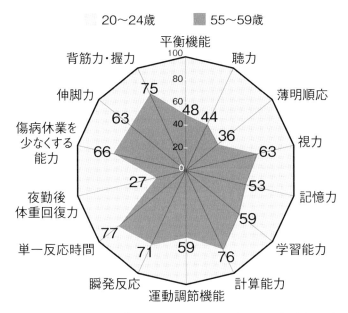

図3　加齢に伴う各種身体機能の変化

16　第一部　総論

自然老化……老人性色素斑、老人性白斑、老人性疣贅、
　　　　　　血管腫、紫斑、面疔、有茎性線維腫、皮膚がん

光老化………紫外線による皮膚変化（皮膚老化の 80％）、しみ、しわ、
　　　　　　乾燥、粗造、腫瘍発生

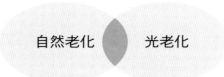

1. しわが増える、たるむ、張りがなくなる
2. 光沢・つや・なめらかさの低下
3. きめが粗くなり、皮溝が乱れる
4. しみが増える、脱色素斑の増加
5. 皮膚色が黄味がかる
6. 頭髪の減少、禿げる、白髪が増える
7. 眉毛・耳毛が長くなる
8. 爪の白濁、彎曲が強くなる

出所：筆者作成

図 4　加齢による皮膚の変化

　高齢者は退職などにより、付き合う人、人数、周囲との関わりもかなり少なくなり、その内容も変化する。次いで自閉傾向が加わり、その人の行動全体の特徴として固定化し、いわゆる離脱現象が起こる。さらに身体的衰えも加わり、社会からの孤立、人間関係の変化、自閉的生活へと陥りやすくなる。
　最も老化による障害を受けやすい精神機能は記憶で、高齢者では古い記憶は比較的よく保持されているが、加齢とともに記銘力や学習能力が低下し、物事を理解しづらくなり、記憶も保持されにくくなる。
　こうした変化も、食住などの生活環境の向上、健康志向の普及に伴う生活習慣などで老化の速度に個人差が生じるため、もちろん 80 歳代でも健康で、自立して生活している人もいる。

2．パーソナリティの変化[7]

1）定義

長谷川和夫・長嶋紀一著『老人の心理』によると、「パーソナリティ」とは環境への適応に関する個人の特徴を意味し、同時に知能や感情も含んでいる。高齢者の行動を見て、若い頃から変わらない、だいぶ変わった、などと評価されることがあるが、その変化は、その人の身体機能、精神機能の低下に伴って起こり、年齢に関係が深い。

2）変容[7]

- ・円熟型：若い頃のパーソナリティの特徴が年齢とともに目立たなくなる。いわゆる角が取れ、調和的で円熟したパーソナリティ。
- ・拡大型：若い頃よりも尖鋭化、強化された変化。気短な人がより気短に、わがままな人がよりわがままに、几帳面な人が頑固に。
- ・反動型：若い頃とは正反対のパーソナリティの特徴が出る。節約家が浪費家になる、など。

3）高齢者の特徴[7]

①男性の女性化・女性の男性化、②感情面での興奮性と弾力性の低下、③抑うつ傾向の増大、④実用性・実際的傾向の強化。

アメリカの社会学者 R. S. Cavan は、老人の特徴として以下を挙げている。

①最近の記憶が悪い。②速く動く、動かないとイライラする。③自己中心。④過去のことを熱中してしゃべる。⑤過去の生き方を後悔。⑥目の前で言われたことや、されたことに、非常に無関心。⑦人に煩わされるのを嫌う、一人でいることを好む。⑧新しいやり方を覚えるのが難しい。⑨騒がしい音にいらいらする。⑩初対面の人に臆病。⑪社会変化に疑い深い。⑫自分の気分や感覚に疑い深い。⑬苦労したこ

とについてよくしゃべる。⑭計画（やり方）を変えることが難しい。⑮役に立たない、つまらないものを集める。

　精神科医の金子仁郎は、臨床経験から、高齢者のパーソナリティの特徴として、以下の項目を挙げている。

　①保守性：現在の環境を変えることに不安がある。②義理堅さ。③あきらめが強くなる。④活動性の減退。⑤無精・不潔。⑥興味の減退。⑦依存性。⑧不安・不自由・愚痴。⑨自己中心：対人環境や興味範囲を狭める、判断力の減退。⑩親切・世話やき・出しゃばり・饒舌。⑪疑惑・嫉妬。⑫孤独感。⑬度を過ぎたケチ。⑭頑固。⑮短気：抑制力や忍耐力の低下。

　1968年にアメリカの心理学者 S. Reichard は、高齢者の人格特性について、次の分類を紹介している。①円熟型（適応）：適応型では最も多い。老年期への移行が自然で、神経質でなく、現実を受容し過去への後悔や喪失感が少ない。②安楽椅子型（適応）：全体的に受け身、満足している。③自己防衛型（適応）：不安にうまく適応、老化への恐怖とうまく適応。④外罰（憤慨）型（不適応）：これまでの人生に失望しており、他者を責める傾向。自分自身の老化も受け止められない。⑤内罰（自責）型（不適応）：過去の失望や失敗を振り返り、自分の不幸を責める傾向。抑うつ的。加齢とともに強くなる。

3．病的老化

　病気や様々なストレスが原因で加速するのが病的老化である。転倒による大腿骨頸部骨折のほか急性肺炎（誤嚥性肺炎）、感染性下痢症、心筋梗塞、脳卒中（脳出血、脳梗塞）などを契機として筋力が低下し、日常生活動作（ADL）も低下する。そして要支援・要介護状態になりやすい。

4．フレイル[8]

　人は加齢とともに各種臓器が徐々に衰え、やがて死を迎えることになる。

　最近、健康成人の加齢を、健康状態→フレイル→身体障害→死として捉える概念が導入されている。子どもの場合と異なり、人は様々で、100歳近くまで元気な人もいれば、60歳代で衰える人もいる。多くはいろいろな病気で、身体・精神機能が衰える。

　1968年、高齢者における脆弱性が亢進した状態を示す"frailty"という用語をO'Brienらが提案した。1980年代から1990年代までは、他者の支援なしには生きていけない脆弱な高齢者と定義し、ADL障害を重視していた。しかし1992年 D. M. Buchner と E. H. Wagner は「要介護リスクが増加した状態」と定義し、フレイルを要介護状態の前段階として区別した。

　日本語では「老衰」「虚弱」「脆弱」などと訳されていたが、フレイルは、きちんとした介入で再び健常な状態に戻る可逆性を含む点が要介護状態とは異なる。2014年に日本老年医学会では、「虚弱」に代わって「フレイル」を使うことを提唱している[9],[10]。

　高齢者が、通常の状態からいきなり要支援や要介護になることはほとんどない。例外として、新型コロナウイルスに罹患して入院、その後施設に戻った時にはフレイルになっていた、などというケースは考えられる。

　高齢者は、表1の簡易版フレイル・インデックスなどを参考に自分の日常生活を時折見直せば、身体機能障害による要支援や要介護にならず、機能障害の早期発見につながり、老後を豊かに過ごすことが出来るであろう。

表1 フレイルの評価

移動能力、筋力、認知機能、栄養状態、バランス能力、持久力、身体活動性、社会性などで評価する場合が多い。

簡易版フレイル・インデックス		
1．6か月間で2〜3kg以上の体重減少がありましたか	1．はい	0．いいえ
2．以前に比べて歩く速度が遅くなってきたと思いますか	1．はい	0．いいえ
3．ウォーキングなどの運動を週に1回以上していますか	0．はい	1．いいえ
4．5分前のことが思い出せますか	0．はい	1．いいえ
5．（ここ2週間）わけもなく疲れたような感じがしますか	1．はい	0．いいえ

この質問に「はい」「いいえ」で回答し点数化した点数の合計が3以上の場合、要介護、転倒、死亡のリスクが有意に高いと報告されている。

出所：国立研究開発法人国立長寿医療研究センター 平成27年度 長寿医療研究開発費研究「25-11 フレイルの進行に関わる要因に関する研究」班、及び、同センター「簡易フレイルインデックス：Yamada M and Arai H: J Am Med Dir Assoc 16(11): 1002.e7-1002.e11, 2015」から著者作成

5．長寿の秘訣

　長寿とは、自分のことは自分で行い、社会のために積極的に尽くすことができる長命を維持できる状態をいう。長寿者になるための秘訣には、次のような伝承がある[11]。

　第一の秘訣は食事に関することで、①少肉多菜：肉を減らして野菜を多くとる。②少塩多酢：塩分をとり過ぎないことは高血圧の予防になる。梅干しもさっと熱湯に通せば塩分を少なくできる。酢は細菌性食中毒の予防に良い。③少糖多果：砂糖のとり過ぎも良くない、果物の甘さには実害はない。④少食多粗：美食を食べ過ぎない、とり過ぎは痛風になりやすい。

　第二の秘訣は心の持ち方で、⑤少憂多眠：くよくよしないでぐっすり寝る。⑥少念多笑：考えすぎないで、笑い飛ばせ。⑦少言多謡：言葉は少なく、歌を歌いなさい。

　第三の秘訣は運動で、⑧少車多歩：できるだけ歩く、散歩。⑨少衣

多浴：薄着、入浴は毎日で、血液循環が良くなり、疲労回復に役立つ。
⑩少欲多施：分相応の寄付は良い。私は日本赤十字、読売光と愛の事業団、国境なき医師団、ユニセフなどに寄付している。

　天台宗の高僧は、長寿の秘訣として、貪瞋癡(とんじんち)を避けることを挙げる。「貪」は強欲、「瞋」は目を見張って怒る、「癡」は愚痴、これらを精神機能に及ぼす三毒として、これらから離れて、足るを知ることが長寿の秘訣である、と述べている。

第三章　介護保険制度と高齢者介護サービスの種類

1．介護保険制度

　介護保険制度[12),13)]は、介護が必要になった高齢者やその家族を社会全体で支えていく仕組みで、「介護が必要になる」のは限られた人だけでなく、誰にでもその可能性がある。こうした場合、多くの人で負担しあい、介護が必要になった時には、誰でもサービスを利用でき

表2－1　介護保健施設①～③の概要

	基本的性格	定義
①介護老人福祉施設（特別養護老人ホーム）	要介護高齢者のための生活施設	65歳以上の者であって、身体上又は精神上著しい障害があるために常時の介護を必要とし、かつ、居宅においてこれを受けることが困難な者を入所させ、養護することを目的とする施設　【老人福祉法第20条の5】
②介護老人保健施設（老健）	要介護高齢者にリハビリ等を提供し在宅復帰を目指す施設	要介護者に対し、施設サービス計画に基づいて、看護、医学的管理の下における介護及び機能訓練その他必要な医療並びに日常生活上の世話を行うことを目的とする施設
③介護療養型医療施設	医療の必要な要介護高齢者の長期療養施設	療養病床等を有する病院又は診療所であって、当該療養病床等に入院する要介護者に対し、施設サービス計画に基づいて、療養上の管理、看護、医学的管理の下における介護その他の世話及び機能訓練その他必要な医療を行うことを目的とする施設

出所：厚生労働省　第100回社会保障審議会介護給付費分科会資料（平成26年4月28日）資料4-2、p1から著者作成

るようにする制度である。

　40歳以上の人が支払う「保険料（介護保険料）」と「税金」とで運営され、運営は市町村と特別区（東京23区）（以下、市区町村）が行い、これを都道府県と国がサポートしている（2000年施行）[13]。

　制度がスタートして、20年以上経過し、65歳以上の被保険者数が、制度施行時の約1.6倍に増加、サービス利用者数は約3.3倍に増加し、今後も増加の見込みである。さらに今後は認知症高齢者、世帯主65歳以上の単独世帯や夫婦のみの世帯が増加する。75歳以上の人口は都市部で急速に増加が見込まれ、生産人口の15～64歳の人口の減少を考えると財源の問題は避けて通れない。その対策として、雇用・年金制度の改革が必要である。また、生活習慣・疾病予防・介護予防、医療福祉サービスとしては、ロボット・AI（人工知能）・ICT（情報

介護保険法上の類型	主な設置主体	居室面積・定員数				医師の配置基準
		従来型		ユニット型		
		面積／人	定員数	面積／人	定員数	
介護老人福祉施設【介護保険法第8条第26項】	地方公共団体社会福祉法人	10.65㎡以上	原則個室	10.65㎡以上	原則個室	必要数（非常勤可）
介護老人保健施設【介護保険法第8条第27項】	地方公共団体医療法人	8㎡以上	4人以下			常勤1以上、100：1以上
介護療養型医療施設【介護保険法第8条第26項】	地方公共団体医療法人	6.4㎡以上	4人以下			3以上、48：1以上

通信技術）等の実用化、シニア人材の活用、組織マネージメント、経営の大規模化・協働化などが必要となる。

さらに介護職員の処遇改善、多様な人材の確保、離職防止・定着促進、外国人材の受け入れなども大切である。

2．高齢者施設の種類と特徴

1）介護保健施設

①介護老人福祉施設(特別養護老人ホーム〈特養ホーム〉。表2－1）

②介護老人保健施設（老健。同上）

③介護療養型医療施設（2024年3月廃止。改変されて介護医療院
　④となった。同上）

④介護医療院（表2－2）

表2－2　④介護医療院の概要

		Ⅰ型	Ⅱ型
概要		要介護者の長期療養・生活施設	
病床数		—	
設置根拠		医療法の医療提供施設 介護保険法（介護医療院）	
設置基準	医師	48対1 （3人以上）	100対1 （1人以上）
	看護職員	6対1	3対1
	介護職員	6対1	3対1
面積		8.0㎡以上	
設置基準		平成30（2018）年4月施行	
経過期間		6年間	

出所：厚生労働省　第144回社会保障審議会介護給付費分科会資料（平成29年8月4日）
　　　参考資料3、p32から著者作成

2）高齢者向け住まい・施設（表3）

状況確認・生活相談サービスのみ、介護保険は個別契約で居宅サービスが利用できる。介護・看護職員の配置基準はない。オプション料金を払えば、食事提供・家事支援が利用できる。

①サービス付き高齢者向け住宅（サ高住）
②有料老人ホーム
③養護老人ホーム
④軽費老人ホーム
⑤認知症高齢者グループホーム

表3　高齢者向け住まい・施設の概要

	基本的性格	定義	介護保険法上の類型	補助制度
①サービス付き高齢者向け住宅	高齢者のための住居	状況把握サービス、生活相談サービス等の福祉サービスを提供する住宅	なし※外部サービスを活用	整備費への助成
②有料老人ホーム	高齢者のための住居	1)入浴、排せつ又は食事の介護、2)食事の提供、3)洗濯、掃除等の家事、4)健康管理のいずれかをする事業を行う施設	特定施設入居者生活介護	なし
③養護老人ホーム	環境的、経済的に困窮した高齢者の入所施設	入居者を養護し、その者が自立した生活を営み、社会的活動に参加するために必要な指導及び訓練その他の援助を行うことを目的とする施設		なし
④軽費老人ホーム	低所得高齢者のための住居	無料又は低額な料金で、食事の提供その他日常生活上必要な便宜を供与することを目的とする施設		定員29人以下：整備費等への助成
⑤認知症高齢者グループホーム	認知症高齢者のための共同生活住居	入浴、排せつ、食事等の介護その他の日常生活上の世話及び機能訓練を行う住居共同生活の住居	認知症対応型共同生活介護	

出所：厚生労働省　第100回社会保障審議会介護給付費分科会資料（平成26年4月28日）資料4-2, p3 から著者作成

第四章　介護老人保健施設(老健)とは

1．はじめに

　介護老人保健施設（老健）[14]は昭和61（1986）年に成立した「老人保健法等の一部を改正する法律」によって、「老人保健施設」として創設された。昭和62（1987）年度に全国7施設によるモデル事業が始まり、昭和63（1988）年度からは本格的に実施された。

　平成12（2000）年4月の介護保険法の施行に伴い、介護老人保健施設と名称が新たになり、施設サービス、居宅サービスなどの拠点と位置付けられた。

　平成18（2006）年に高齢者の状態に応じた適切なサービスを提供することなどを目的として、健康保険法などが一部改正。その後平成23（2011）年、平成26（2014）年、平成29（2017）年と改定され、平成30（2018）年には介護保険法によって老健施設対象者が定義されると、在宅復帰、在宅支援施設といった機能が明確になり、老健は中間施設となった。

　老健施設の役割も在宅復帰・在宅療養支援機能であることが明確にされた。老健とは、厚生労働省令で定める要介護者に対し、施設サービス計画（ケアプラン）に基づき、看護や医学的管理の下での介護や機能訓練、必要な医療、日常生活上の世話を行う施設で、①定員4人以下のユニット型、②定員29人以下のサテライト型、③医療機関併設型の小規模老人保健施設がある。このほか、医療制度改革に伴い、

介護療養型医療施設（介護型療養病床）が平成30（2018）年3月末で廃止されることになっていたため、その「受け皿」となる施設として、介護療養型老人保健施設（新型老健）と呼ばれる施設が出来た。設置主体は医療法人や社会福祉法人、市区町村である。

令和3（2021）年には、①急速な高齢化、要介護者の増加、介護期間の長期化、②核家族化の進行、介護する家族の高齢化、③従来の老人福祉・医療制度での対応に限界があるという背景から、介護保険制度も高齢者の①自立促進、②利用者が自由に選択できる、種々の保健医療サービス、福祉サービスの総合的利用、③給付と負担の関係が明らかな社会保険方式の導入が明記された。

介護保険制度の被保険者は、第1号は65歳以上で、受給条件は要介護・要支援状態であること。保険料は市区町村が徴収（原則年金から天引き）する。第2号は40〜64歳の医療保険加入者で、受給条件は末期がん、関節リウマチ等の特定疾病で要介護・要支援状態であることに限定される。保険料は医療保険者が医療保険料と一括徴収する[12]。

平成30年度介護報酬改定では、より役割が明確にされ、在宅復帰率、要介護4〜5の重度者、喀痰吸引、経管栄養など、医療ニーズの高い高齢者の受け入れを求められている[13]。

2．老健の役割

包括的ケアサービスの提供として、リハビリテーション（リハ）、在宅復帰、在宅生活支援、地域に根差した施設、特に在宅支援機能として、短期入所療養介護（ショートステイ）、通所リハ、訪問リハなど。

3．老健の設置基準[14]

老健施設職員には、施設長（医師）、看護師、介護職員（介護福祉

表4－1　老健の人員基準

	指定基準	報酬上の基準
医師	100：1（算数で1以上）	－
薬剤師	300：1〜0	－
看護職員 介護職員	3：1（看護2／7）	［従来型・強化型］ 看護・介護　3：1 ［介護療養型］ 看護6：1、介護6：1〜4：1
支援相談員	100：1（1名以上）	100：1（1名以上）
リハビリ専門職	PT/OT/ST：100：1	－
栄養士	定員100以上で1以上	－
介護支援専門員	100：1（1名以上）	－
放射線技師	／	／
他の従業員	適当数	－

出所：社団法人全国老人保健施設協会編集協力「介護老人保健施設運営のための基準と解釈」中央法規出版、2010、pp.5〜8から筆者作成

士等）、支援相談員、介護支援専門員（ケアマネジャー）、理学療法士（PT）、作業療法士（OT）、言語聴覚士（ST）、栄養士、薬剤師、調理員、事務職員がいる。なお、介護職員には介護福祉士、相談・指導員には社会福祉士の国家資格がそれぞれ求められる。

1）老健の人員基準（表4－1）
2）老健の施設・設備基準（表4－2）

4．老健施設職員の主な役割と資格

1）施設長

医師資格があればよく、診療科の有無は問われない。勤務医師も同様である。一方、小児の医療と福祉施設として重症心身障害児者施設（重症児者施設）があるが、重症児者施設の施設長は医師で小児科、整形外科、精神神経科、内科、外科と児童福祉法で決められている。

表4-2 老健の施設・設備基準

施設設備	指定基準
診察室	医師が診察を行うのに適切なもの
病室・療養室	定員4名以下、床面積8.0㎡／人以上 ※転換の場合、大規模改修まで6.4㎡／人以上で可
機能訓練室	入所定員1人あたり1㎡以上 ※転換の場合、大規模改修まで緩和
談話室	談話を楽しめる広さ
食堂	入所定員1人あたり2㎡以上
浴室	身体の不自由な者が入浴に適したもの
レクリエーションルーム	十分な広さ
その他の医療施設	（薬剤師が調剤を行う場合：調剤室）
他設備	洗面所、便所、サービスステーション
構造設備	指定基準
医療の構造設備	調理室、洗濯室または洗濯場、汚物処理室
廊下	廊下幅：1.8m、中廊下の場合は2.7m ※転換の場合特例あり
耐火構造	原則、耐火建築物（2階建てまたは平屋建てのうち特別な場合は準耐火建築物） ※転換の場合特例あり

出所：社団法人全国老人保健施設協会編集協力「介護老人保健施設運営のための基準と解釈」中央法規出版、2010、pp.5～8から筆者作成

　老健では、施設長は施設の全体責任者であり、各施設職員とともに入所者の健康管理、疾病対応、栄養管理、介護、事故防止、療養日誌の確認（医師カルテ記載・看護介護記録・リハ記録・処方箋、相談員・ケアマネジャー等の記録）を行う。

2）看護師長・看護師

　看護師（国家資格取得者）で、多くは介護部門の責任者を兼ねる。業務は入所者の健康管理、病状変化・薬剤投与・事故対応の全体管理で、日常業務の円滑な管理・運営を行う。病棟勤務の看護は正看護師と准看護師（都道府県の試験での免許取得者）で行われている。老健

では医師当直者はいないので、夜間は夜勤看護師が管理責任を持つ。

　3）薬剤師

　国家資格。薬学部で6年学び、国家試験に合格する必要がある。調剤（医師の発行する処方箋に従って医薬品を調合する）、服薬指導（処方された薬について患者に薬の説明、いつ飲むのか、分かりやすく説明する）の業務担当。老健での業務は入所時の持参薬の内容評価、薬に関する情報を入所判定会議に提供すること、お薬手帳による薬歴管理など。老健は入所者が高齢であるので、多疾患・他剤併用が多く、しかも疾病ごとに多診療機関からの処方があり、重複処方や薬剤相互作用のリスクも問題となる。さらに加齢に伴う視覚障害、聴覚障害等の状況に応じた服薬指導、腎機能や肝機能の低下による薬剤の血中濃度の増加による副作用への対応として管理医師と緊密な連携を持つ必要がある。そのうえ、定期処方や臨時処方の管理も行わなくてはならず、現行の配置数（0.3人／100床）では極めて困難であるといえる。

　4）介護士

　介護の仕事に従事している人、介護職全般。具体的には着替え、食事、排泄、入浴、口腔ケア、レクリエーションなどを行う。無資格でも介護士として働くことはできるが、まずは「介護職員初任者研修」の受講から始め、働きながら介護福祉士や社会福祉士の国家資格をとることも可能。現行の制度では資格を持つ外国人も雇用されているが、その場合はその人の宗教や生活習慣をよく理解することが大切で、特に外国人介護者が多い場合、業務に精通し、かつ日本語をよく理解できるリーダーが必要である。

　5）介護福祉士

　国家資格、福祉の専門知識と医学的な介護技術を持ち、利用者ケアワーカー（CW）とも呼称される。

6）ケアマネジャー（介護支援専門員）

　介護支援専門員実務研修受講試験に合格する必要がある。要介護者の状況に合わせたサービスを計画し、各市区町村と連携しながら、自立した生活のサポートを行う。

7）社会福祉士

　ソーシャルワーカーの国家資格を持つ。病気や障害、生活状況など様々な理由で日常生活に困難を抱えている人々の相談を受け、必要な公的支援や地域サービス支援を行う。福祉の専門知識と医学的な介護技術を持って、利用者の身体介護・生活援助に関わる（介護福祉法）。

8）リハ関連職種

　理学療法士、作業療法士、言語療法士、心理療法士などがあるが、老健施設では、職域を超えて、それぞれの専門領域を生かしながら一体で入所者のリハ評価を行い、それに基づいてリハビリを行っている。

　　理学療法士（PT）：医師の指示の下で理学療法を行う。歩く、座る、動かすなどの基本的な身体サポートを行う。

　　作業療法士（OT）：日常動作である「生活活動（食事、料理、掃除、読書など）」の訓練を行う。レクリエーション（遊び、スポーツ、ゲーム、体操など）、創作活動（編み物、陶芸、絵画、音楽など）もリハビリの手段として用い、快適に自分らしく生きていけるようにサポートを行う。

　　言語聴覚士（ST）：言語障害や聴覚障害、言葉の発達の遅れ、発声や発音の障害などのコミュニケーションの問題に対応する。医療、介護、福祉、保健、教育などの領域で働いている。老健では主に嚥下機能の評価や嚥下困難者に対するリハを行う。

9）事務長・事務職員

　施設全体の事務管理、監督官庁との対応・届け出、請求等の医務課

業務、物品管理・人事管理・入所者の療養日誌の管理等、さらに各種委員会の運営や記録の管理など、重要書類の管理責任者とされている。上部経営母体（社会福祉法人、社団法人）と日々密接な連携が必要である。そのほか、毎日必ず施設内の巡視を行い、各部署での物品の整理整頓状況（5S*）や、緊急災害時マニュアル等の重要書類の保管状況、またAEDの設置場所から、避難順路の確認、車椅子（使用中／予備／故障の状況）・介護物品等の保管場所に至るまでチェックを行う。私が勤務した施設では、特に5Sを個人レベル、職場レベルで進めた。その結果少しずつ仕事がしやすくなり、職員の定着にも役立つようになった。

*5S
　①整理：いるものといらないものをはっきりと分け、いらないものは捨てる
　②整頓：いるものは使いやすいようにきちんと置き、誰にでもわかるようにする
　③清掃：常に掃除をし、きれいにする
　④清潔：整理・整頓・清掃の3Sの維持
　⑤躾：決められたことを、いつも正しく守るように習慣づける

第二部　介護老人保健施設（老健）入所者の実態（自験施設から）

第一章　自験4施設の状況

　介護老人保健施設（老健）と言っても、当初の設置基準（人員、設備）は同じでも、開設から現在までの時代の変化に応じて、経営母体が運営方針を適切に舵取りしたかは、現在の施設の状況で分かる。

　老健施設の状況について、インターネットの情報で施設概要は把握できるが、勤務してみないと分からないのが、運営母体の方針である。施設長として運営母体の異なる複数の老健に勤務した経験から、私は、その実態を検討してみた。ただ、私が勤務した時期、施設の規模及び運営母体はそれぞれ異なるので、各施設の状況を知るために、共通の調査項目（2.調査項目を参照）を定めた。

　しかし、入所者の調査は分析可能な項目に限ったので、施設によって調査項目にばらつきがある。

　こうした調査結果から施設を客観的に評価することができ、各施設の特徴が浮かび上がった。

1．施設の状況と調査期間

　1）A（HCY）施設

　横浜市のみなとみらいに近い施設。上尾中央医科グループ（AMG）。地上9階建。入所定員150名（調査時147名、うち一般104名、認知症専門43名）。調査期間（調査日）は平成27（2015）年2月17日。

　2）B（AYS）施設

横浜市瀬谷区にある施設。2階建。敷地内に大きな庭園があり、大きな公園が隣接する。葵会グループ、ちとせ会。入所定員100名（うち認知症40名）。調査期間は平成27（2015）年6月〜平成30（2018）年12月。

3）C（YK）施設

川崎市多摩区の小田急沿線、丘の上にある施設。葵会グループ。3階建。入所定員98名（うち認知症専門48名）。調査期間は平成31（2019）年1〜3月。

4）D（AK）施設

東京都板橋区、地下鉄赤塚駅から徒歩約5分、閑静な住宅地にある施設。慈誠会。3階建、地下1階（リハ訓練室他）、屋上（庭園、遊歩道）あり。定床数120床（短期入所を含む）。調査期間は令和4（2022）年1〜3月。

2．調査項目

入所者の①性別、②年代、③要介護度、④在所日数、⑤日常生活自立度（寝たきり度）[*1]、⑥認知症高齢者の日常生活自立度[*2]、⑦疾患背景[*3]、⑧死因、⑨入所前の状況。施設によっては独自の調査項目がある。

```
*1　日常生活自立度（寝たきり度）の判定基準
　J：何らかの障害等を有するが、日常生活はほぼ自立
　　J1：交通機関等を利用して外出する
　　J2：隣近所へなら外出する
　A：屋内の生活は概ね自立、介助なしには外出しない
　　A1：介助により外出し、日中はほとんどベッドから離れて生活する
　　A2：外出の頻度が少なく、日中も寝たり起きたりの生活をしている
　B：屋内の生活は何らかの介助を要し、日中もベッド上での生活が主、坐位可能
　　B1：車椅子に移乗し、食事。排泄はベッドから離れて行う
　　B2：介助により車椅子に移乗
```

C：一日中ベッドで過ごし、排泄・食事・着替えについては介助を要する
　　　C1：自力で寝返りを打つ
　　　C2：自力で寝返りを打たない

＊2　認知症高齢者の日常生活自立度の判定基準
　　Ⅰ：何らかの認知症状を有するが、日常生活はほぼ自立
　　Ⅱ：日常生活に支障をきたすような症状・行動や意思疎通の困難さが多少見られても、誰かが注意していれば自立できる
　　　Ⅱa：家庭外で上記Ⅱの状態が見られる
　　　Ⅱb：家庭内でも上記Ⅱの状態が見られる
　　Ⅲ：日常生活に支障をきたすような症状・行動や意思疎通の困難さが見られ、介護を必要とする
　　　Ⅲa：日中を中心として上記Ⅲの状態が見られる
　　　Ⅲb：夜間中心に上記Ⅲの状態が見られる
　　Ⅳ：日常生活に支障をきたすような症状・行動や意思疎通の困難さが頻繁に見られ、常に介護を必要とする
　　M：著しい精神症状や周辺症状あるいは重篤な身体疾患が見られ、専門医療を必要とする

＊3　施設での疾患統計は、入所者が有する治療・介護上、重要な疾病はすべて分類集計してあるので、疾患総数は入所者数より多い。

3．調査結果

1）A（HCY）施設（図5－1～4）

〈調査期間〉

　平成27（2015）年2月27日。

〈調査項目〉

　①性別、②年代、③要介護度、④在所日数、⑤日常生活自立度（寝たきり度）、⑥認知症高齢者の日常生活自立度、⑦疾患背景、⑧死因、その他：転倒スコア（危険度）。

〈結果〉

　①性別　男25名、女121名　計146名。

　②年代　50代：2名、60代：5名、70代：20名、80代：78名、

第一章　自験4施設の状況　　37

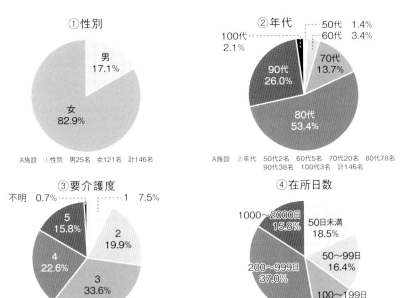

図5－1　A施設：性別、年代、要介護度、在所日数

90代：38名、100代：3名　計146名。

③要介護度　1：11名、2：29名、3：49名、4：33名、5：23名、不明：1名　計146名。

④在所日数　50日未満：27名、50～99日：24名、100～199日：18名、200～999日：54名、1000～2000日：23名　計146名

⑤日常生活自立度（寝たきり度）　A1：9名、A2：23名、B1：44名、B2：34名、C1：2名、C2：1名、不明：33名　計146名。

⑥認知症高齢者の日常生活自立度　正常：0名、Ⅰ：21名、Ⅱa：22名、Ⅱb：25名、Ⅲa：33名、Ⅲb：7名、Ⅳ：3名、自立：2名、不明：33名　計146名。

⑦疾患背景　脳血管障害42例（脳出血14、脳梗塞25、その他3）、

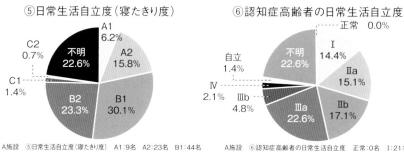

図5−2　A施設：日常生活自立度（寝たきり度）、認知症高齢者の日常生活自立度

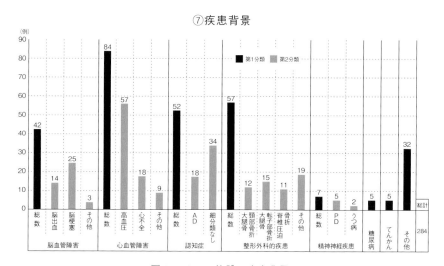

図5−3　A施設：疾患背景

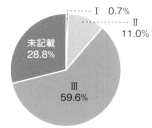

図5−4　A施設：その他　転倒スコア（危険度）

心血管障害84例（高血圧57、心不全18、その他9）、認知症52例（アルツハイマー型認知症〈AD〉18、細分類なし34）、整形外科的疾患57例（大腿骨頸部骨折12、大腿骨転子部骨折15、脊椎圧迫骨折11、その他19）、精神神経疾患7例（パーキンソン病〈PD〉5、うつ病2）、糖尿病5例、てんかん5例、その他32例　計284例。

⑧死因　誤嚥性肺炎が大多数、ほか心肺停止、心不全が見られた。その他：転倒スコア[*4]（危険度）Ⅰ（転倒する可能性がある）：1、Ⅱ（転倒を起こしやすい）：16、Ⅲ（転倒をよく起こす）：87、未記載：42。

＊4　日本医師会「転倒転落防止マニュアル」（https：//www.med.or.jp/anzen/manual/pdf/score.pdf）参照。

〈小括〉

A施設の特徴は、女性が約83％と圧倒的に多く、年代は80歳代が約半数で、要介護度は3、4、2の順に多い。在所日数は比較的短期に退所しているが長期滞在者も目立った。日常生活自立度（寝たきり度）はBが多かった。認知症高齢者の日常生活自立度はⅢa、Ⅱb、Ⅱaの順、疾患背景では心血管障害、次いで整形外科的疾患、認知症が多かった。

2）B（AYS）施設（図6－1～7）

〈調査期間〉

平成28（2016）年12月～平成30（2018）年12月。以下は実施日。⑴平成28年12月12日、⑵平成29（2017）年1月20日、⑶平成29年9月18日、⑷平成30年3月1日、⑸平成30年8月6日、⑹平成30年12月25日。特記以外全期間。

40　第二部　介護老人保健施設（老健）入所者の実態（自験施設から）

〈調査項目〉

①性別、②年代、③要介護度、④在所日数、⑤日常生活自立度（寝たきり度）、⑥認知症高齢者の日常生活自立度、⑦疾患背景、⑨入所前の状況。その他：退所者の状況（性別、年代、在所日数、要介護度）、退所者の転帰、死亡例（性別、年代、死亡時診断名）。

〈結果〉

①性別　男：207名、女：391名　計598名。

②年代　70代：137名、80代：300名、90代：161名　計598名

③要介護度　1：42名、2：98名、3：175名、4：194名、5：87名、申請中2名　計598名。

④在所日数　50日未満：87名、50〜99日：57名、100〜199日：81名、200〜999日：256名、1000〜1999日：89名、2000〜

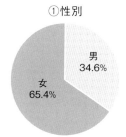

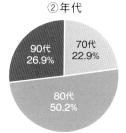

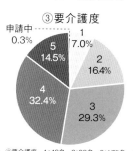

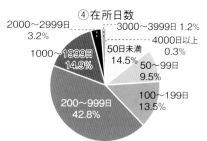

図6-1　B施設：性別、年代、要介護度、在所日数

2999日：19名、3000〜3999日：7名、4000日以上2名　計598名。

⑤日常生活自立度（寝たきり度）（※調査期間⑴から⑸）　A1：4名、A2：127名、B1：130名、B2：191名、C1：25名、C2：21名　計498名。

⑥認知症高齢者の日常生活自立度（※調査期間⑴から⑸）　正常：13名、Ⅰ：22名、Ⅱa：29名、Ⅱb：167名、Ⅲa：139名、Ⅲb：69名、Ⅳ：57名、M：2名　計498名。

⑦疾患背景（※調査期間⑴）　脳血管障害43例（脳出血5、脳梗塞34、その他4）、心血管障害14例（高血圧1、心不全11、その他2）、認知症22例（アルツハイマー型認知症〈AD〉4、細分類なし18）、整形外科的疾患5例、精神神経疾患5例（パーキンソン病〈PD〉1、統合失調症2、その他2）、呼吸器疾患2例（気管支喘息2）、糖尿病8例、その他1例　計100例。

⑦疾患背景（※調査期間⑹）　脳血管障害33例（脳出血8、くも膜下出血6、脳梗塞19）、心血管障害14例（高血圧5、心不全6、その他3）、認知症28例（認知症17、アルツハイマー型認

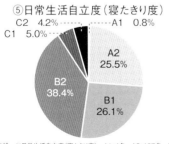

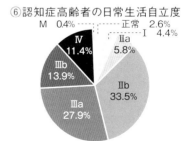

図6－2　B施設：日常生活自立度（寝たきり度）、認知症高齢者の日常生活自立度

知症〈AD〉10、その他1）、整形外科的疾患2例、精神神経疾患6例（パーキンソン病〈PD〉2、統合失調症2、その他2）、呼吸器疾患2例、糖尿病9例、その他6例　計100例。

⑨入所前の状況　※調査期間(1)から(5)　医療機関：341名、老健：

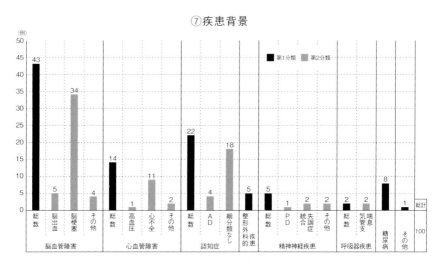

図6－3－1　B施設：疾患背景（平成28年12月12日）

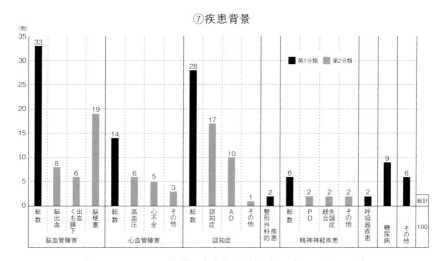

図6－3－2　B施設：疾患背景（平成30年12月25日）

83名、居宅：64名、介護老人福祉施設：4名、特定施設入居者生活介護:4名、認知症対応型共同生活介護:2名　計498名。

その他*5：退所者の状況

*5　B施設「その他」以下の調査期間。①平成27年6月、②平成27年10月、③平成28年1月、④平成28年4月、⑤平成28年9月、⑥平成29年2月、⑦平成29年4月、⑧平成30年4月。特記以外全期間。

1．性別：男91名、女122名　計213名。
2．年代：70代：26名、80代：94名、90代：73名　計193名。
3．在所日数（※調査期間①から④）　50日未満:19名、50～99日：4名、100～199日:9名、200～999日:25名、1000～1999日：19名、2000～2999日:12名、3000～4000日:3名　計91名。
4．要介護度　1：4名、2：18名、3：24名、4：93名、5：54名　計193名。

その他：退所者の転帰

入院中：81名、再入所：74名、死亡：32名、他老健7名、特養：1名　計195名。

その他：死亡例*6

*6　死亡例は調査対象期間中に32例あったが、資料不十分を除いた24例について解析した。

1．性別：男12名、女12名　計24名。
2．年代：60代：1名、70代：5名、80代：10名、90代：8名　計24名。
3．死亡時診断名　脳血管障害3例（脳出血1、脳梗塞2）、心血管障害7例（心不全2、心肺停止5）、肺呼吸器疾患11例（誤嚥性肺炎7、肺炎2、窒息1、肺がん1）、その他3例（脱水2、急性腎盂腎炎1）　計24例。なお、誤嚥性肺炎については純

44　第二部　介護老人保健施設（老健）入所者の実態（自験施設から）

⑨入所前の状況

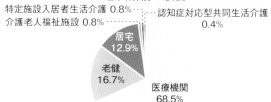

B施設　入所前の状況　医療機関（病院）341名　老健施設83名　居宅64名　介護老人福祉施設4名
特定施設入居者生活介護4名　認知症対応型共同生活介護2名　計498名
※調査期間（1）〜（5）

図6−4　B施設：入所前の状況

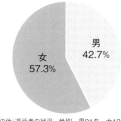

B施設　その他：退所者の状況　性別　男91名　女122名　計213名
※調査期間　1〜5
※調査期間は特記以外全期間（以下同）

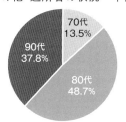

B施設　その他：退所者の状況
年代　70代26名　80代94名　90代73名　計193名

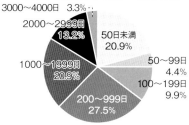

B施設　その他：退所者の状況　在所日数
50日未満19名　50〜99日4名　100〜199日9名
200〜999日25名　1000〜1999日19名
2000〜2999日12名　3000〜4000日3名　総計91名
※調査期間　1〜4

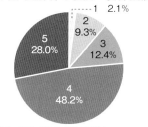

B施設　その他：退所者の状況：要介護度
1：4名　2：18名　3：24名　4：93名
5：54名　総計193名

図6−5　B施設：その他：退所者の状況（性別、年代、在所日数、要介護度）

第一章　自験4施設の状況　　45

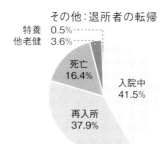

図6-6　B施設：その他：退所者の転帰

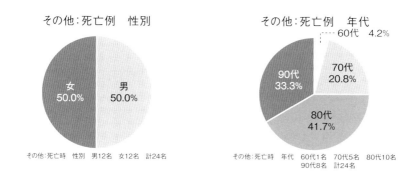

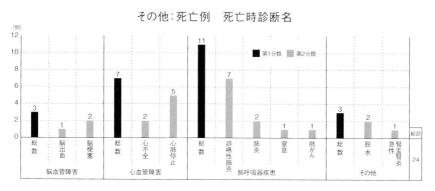

図6-7　B施設：その他：死亡例（性別、年代、死亡時診断名）

粋誤嚥性肺炎4例、合併症として脳出血1例、腸閉塞1例、多臓器不全1例が見られた。

〈小括〉

B施設では女性が6割5分を占め、年齢は80歳代以上が半数以上であった。要介護度は3、4、5が約76％と高く、認知症高齢者の日常生活自立度も半数以上がⅢ以上であり、介護負担は大きい。入所前状況は医療機関が最も多く68.5％。退所状況は入院中が41.5％、再入所（入所期間中の入院経験者）が37.9％で、死亡時診断名は24例中誤嚥性肺炎が7例、心肺停止が5例であった。

3）C（YK）施設（図7－1、－2）

〈調査期間〉

平成31（2019）年1～3月。

〈調査項目〉

①性別、②年代、③要介護度、⑦疾患背景。

〈結果〉

①性別　男：33名、女：64名　計97名。

②年代　50代：1名、60代：7名、70代：14名、80代：41名、90代：33名、100代：1名　計97名。

③要介護度　1：7名、2：11名、3：19名、4：44名、5：15名、不明：1　計97名。

⑦疾患背景　脳血管障害25例（脳出血13、脳梗塞11、脳膿瘍1）、心血管障害13例（高血圧7、慢性心不全6）、認知症17例（アルツハイマー型認知症〈AD〉8、レビー小体型認知症2、認知症〈未分類〉7）、整形外科的疾患24例（大腿骨転子部骨折15、胸椎・腰椎圧迫骨折5、脊柱管狭窄・頚髄症3、その他1）、

第一章　自験4施設の状況　　47

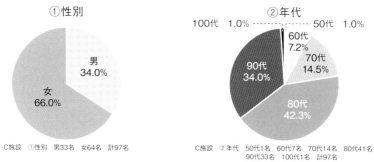

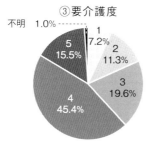

図7-1　C施設：性別、年代、要介護度

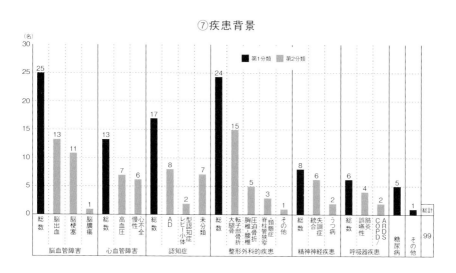

図7-2　C施設：疾患背景

精神神経疾患8例(統合失調症6、うつ病2)、呼吸器疾患6例(誤嚥性肺炎4、COPD/ARDS〈急性呼吸窮迫症候群〉2)、糖尿病5例、その他1例　計99例。

〈小括〉

C施設は資料不十分で、4項目のみの調査であった。女性が多く、年代は80代以上が77％を超え、

要介護度も4、5が高く介護を要する入所者が多かった。疾患背景は他施設とほぼ同じであるが、重度の症例が多い印象であった。

4）D（AK）施設（図8－1〜5）

〈調査期間〉

令和4（2022）年1〜3月。

〈調査項目〉

①性別、②年代、③要介護度、④在所年数（及び在所1年未満者の在所月数）、⑤日常生活自立度（寝たきり度）、⑥認知症高齢者の日常生活自立度、⑦疾患背景、⑨入所前の状況。

〈結果〉

①性別　男：26名、女：80名　計106名。

②年代　50代：1名、60代：4名、70代：12名、80代：45名、90代：43名、100代：1名　計106名。

③要介護度　1：19名、2：20名、3：32名、4：28名、5：7名　計106名。

④在所年数　1年未満：52名、1年：10名、2年：30名、3年：10名、4年：4名　計106名。

〈在所1年未満者の在所月数〉　1ヶ月：7名、2ヶ月：14名、3ヶ月：2名、4ヶ月：4名、5ヶ月：5名、6ヶ月：6名、7ヶ月：

5名、8〜11ヶ月：各2名、不明1名　計52名。
⑤日常生活自立度（寝たきり度）　A1：11名、A2：20名、B1：31名、B2：41名、C2：3名　計106名。
⑥認知症高齢者の日常生活自立度　Ⅰ：8名、Ⅱa：20名、Ⅱ

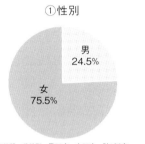
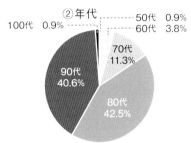
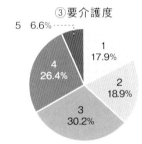

図8－1　D施設：性別、年代、要介護度

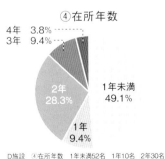
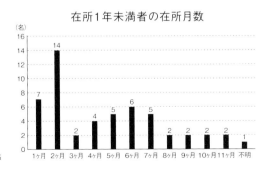

図8－2　D施設：在所年数、在所1年未満者の在所月数

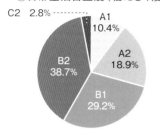
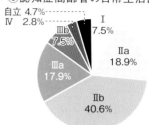

図8-3　D施設：日常生活自立度（寝たきり度）、認知症高齢者の日常生活自立度

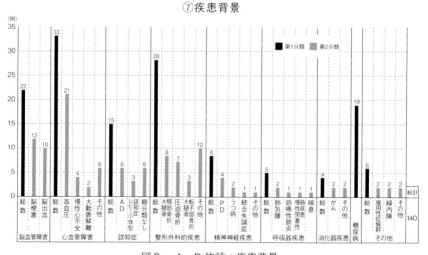

図8-4　D施設：疾患背景

b：43名、Ⅲa：19名、Ⅲb：8名、Ⅳ：3名、自立：5名　計106名。

⑦疾患背景　脳血管障害22例（脳梗塞12、脳出血10）、心血管障害33例（高血圧21、慢性心不全4、大動脈解離2、その他6）、認知症15例（アルツハイマー型認知症〈AD〉6、レビー小体型認知症3、細分類なし6）、整形外科的疾患28例（大腿骨頸部骨折8、圧迫骨折7、大腿骨転子部骨折3、その他10）、

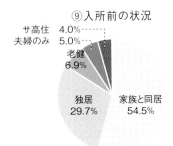

図8-5　D施設：入所前の状況

　精神神経疾患8例（パーキンソン病〈PD〉4、うつ病2、統合失調症1、その他1）、呼吸器疾患5例（肺気腫2、誤嚥性肺炎1、慢性閉塞性肺疾患1、喘息1）、消化器疾患4例（がん2、その他2）、糖尿病19例、その他6例（廃用性症候群2、緑内障2、その他2）　計140例。

⑨入所前の状況　家族と同居：55名、独居：30名、老健：7名、夫婦のみ：5名、サービス付き高齢者向け住宅（サ高住）：4名　計101名。

〈小括〉

　D施設の特徴は在所年数で、1年未満が約半数と大多数を占め、ベッド回転率が高い。入所前の状況について調査出来た範囲内では自宅からの入所者が多い。日常生活自立度（寝たきり度）はC2が少なく、大部分がBである。

4．全体のまとめ

・調査期間について

　A施設：平成27（2015）年、B施設：平成28（2016）年～平成30（2018）年、C施設：平成31（2019）年1～3月、D施設：令和4年

(2022）年1～3月。調査期間は7年間にわたるが、全施設同時期の調査ではない。

・A（HCY）施設

周辺には大学病院、大きな総合病院などの医療機関があり、緊急時にも入所者の搬送に困ることは比較的少なかった。入所希望者も多く、また通所部門・在宅訪問リハも充実していた。現在、強化型老健になっている。

・B（AYS）施設

高齢長期滞在、重度基礎疾患を持ち、緊急を含め受診及び入院が多い。周辺に医療機関が少なく、時には遠方の鎌倉まで搬送を依頼したこともあった。ただ、緑に恵まれた施設で、夏の猛暑でも熱中症に悩まされることはなかった。施設の改善に5S導入を試みたところ、各職員が協力してくれ、業務改善につながった。重症者の緊急受診時に必ず看護師が付き添ってくれたことに感謝している。

・C（YK）施設

もとは単体の老健であったが、運営上の問題で葵会に吸収され合併した。解析に必要な資料が少なく、看護・介護職員は従来の慣習にこだわり、短期間の施設長としては運営の難しい施設であった。

・D（AK）施設

前任者は開設以来施設長を務めており、私は2代目であった。初代は時代の変化に適応するのに苦労されていた。後任の私が特に苦労したのはアナログでの処方箋発行業務だったが、薬剤師（非常勤2名）と協力してIT化を開始し、本部の協力も得て在任中にほぼ改善することが出来た。また、施設内各部部門がそれぞれ独自のソフトを使っており、共通使用が難しい状態であるなど、業務の煩雑さに当初は苦労したが、職員と施設本部の全面的支援で乗り切ることが出来た。

5．結論

　老健施設の現状を評価する場合、運営、特に経営に関する資料は理事会などで提示されるが、普段は定期的にメールで情報が送られる。しかし、各施設の入所者の具体的な状況は、それぞれの施設で調査しなければ分からない。今回記載したような調査は、入所者の実態を知るのに有用である。

　ただ、こうした調査の基礎データの作成には介護支援専門員（ケアマネジャー）や支援相談員の協力が欠かせない。基礎資料の解析結果は施設の長所や欠点を教えてくれ、今後の施設運営に役立つと思われる。

第二章　医療対応が必要であった症状や疾患

　老健で医療対応が必要であった症状や疾患には、心肺停止状態、誤嚥による窒息、急性肺炎、脳卒中（脳血管障害〈脳出血、脳梗塞〉）、慢性心不全の急性増悪、骨折（大腿骨頸部骨折等）、けいれん発作などが挙げられる。

1．医師不在時

　祝祭日、夜間など、医師不在時に備えて、どの施設でも緊急時対応に関するマニュアルが作成されている。責任看護師にはその手順で対応してもらう。

　急変者が出ると介護士から看護師に連絡があり、看護師は状況を確認し、電話で医師（施設長）に連絡、医師の口頭指示に基づき対応する。

　軽症の場合は一般指示書に従って対応する。電話のほかファックスで、報告者の氏名、急変者の氏名、状況、医師の指示内容、現場での実施内容、その後の経過を含めて連絡してもらう。私は緊急時連絡用のファックスの書式を作成していたが、非常に便利であった。

　重症が考えられる場合は、直ちに病院受診を指示するのが良い。看護師は救急要請を行い、救命処置を継続しながら救急車の到着を待ち、救急病院に搬送してもらう。

緊急搬送時に搬送先の医師用に、日頃からあらかじめ入所者の氏名、生年月日、性別、主病名、合併症、併存病名、現在の処方といった最低限の診療情報を記入出来るように準備しておくことが大切である。

２．緊急対応が必要な主な疾患

１）心肺停止状態

　どこの施設でも、必ず避けて通れない。私も施設長として勤務した期間に５例経験している。日中は安定していた入所者が夜間急変して心肺停止状態となり介護士が発見、夜勤看護師が救命処置を続けながら救急搬送を要請、受け入れ先医療機関で死亡確認、という事例があった。しかし、こうした場合、送られた病院側は外因死と見なし、警察に届け出る必要がある（医師法第21条）。警察は直ちに病院や施設を訪れて現場検証を行い、さらに警察の委託を受けた医師が検視を行い、死因を判定し、死体検案書を書く。

　ただし、生前の状態がカルテにきちんと記録され、老健入所中あるいは入所以前に病院受診あるいは入院治療を受けていて、明らかに病死であると判断出来る場合は、搬送先の病院で診た医師が死亡診断書を記載することもある。普段から療養日誌（介護・看護記録・医師カルテ）に記載することが大切である。

２）誤嚥による窒息

　食事介助中の発生が多い。直ちに救命処置を行い、軽快して念のために救急車を呼び、救急病院で診察してもらうのが良い。不幸にして死亡した場合は外因死となり得る。加齢とともに誤嚥しやすくなるので、食事介助事にはその程度を見るなど注意が必要である。

３）脳血管障害

　病状が悪化する前に、病変部位を早期に発見する観察法があるので、

職員に観察法を教えておくことは大切である。英国に滞在中に見たが、BBCでは啓発活動として、FAST（Face：顔のゆがみ、Arm：片方の腕が動かない、Speech：ろれつが回らない、Telephone：直ちに救急車を呼ぶ）という言葉をテレビで啓発し、脳血管障害の早期発見、早期治療に役立たせていた。我が国でも、FASTは、脳卒中症状と救急受診の重要性を同時に伝える簡便な市民啓発メッセージであるとして紹介されている[15]。しかし、実際に発見して緊急搬送を依頼したが、救急車は来ても受け入れ先の病院が決まらず、苦労したこともある。

3．緊急性はないが、慢性疾患で専門医の診察を受けた方が良い例

　循環器疾患（慢性心不全、難治性高血圧、末梢循環不全）、糖尿病、慢性腎疾患、呼吸器疾患（COPD、喘息等）、認知症の周辺症状などでは、診療情報提供書を添えて、医療機関（一般病院各科、専門病院等）に受診してもらい、日頃から連携をとっておくことは大切である。

第三部　老健施設の充実のために、特に施設長としてなすべきこと

第一章　施設運営の円滑化

１．日程表の作成

　老健での職員との業務上の意思疎通を図るため、私はできるだけ職員の所属と名前を覚えているようにした。加えて、表5のように会議日程を作成した。

　月曜日には、まず幹部職員とその週の主な予定を打ち合わせる。次いで全体朝礼で、各部門代表者から全職員に、当日の状況や今週の予定などを伝えてもらった。さらに重要な伝達は書面でも伝えた。

２．各種委員会

　運営委員会、給食・栄養委員会、事故防止対策委員会、感染予防対策委員会（以上月1回）、入退所継続判定会議（毎月1回）。

３．入所時診察

　医療機関からの診療情報を基に、問診・診察を行う。その際には、同意書（老健と病院等医療機関及び介護保険と医療保険との相違についての説明書）、及び延命処置に対する希望等について書類を用いて説明を行い、本人・家族の署名と捺印を求める（「参考資料」参照）。次いで、指示書（入所フロアー看護師）及びリハ訓練指示書等に記載する。

表5　D施設での会議日程

名称	開催日時	構成員	内容
幹部会議	毎週月曜日 8：30～ 8：45	施設長、事務長、看護・介護部長	前週の稼働率、行事予定、課題検討等
全体朝礼	毎週月曜日 8：50～ 9：00	全職員 (除く保安要員)	司会：各部署の責任者が交代で行う 出席者：施設長、事務長、師長、各部門毎の報告（人事、連絡事項） ①看護介護：夜勤看護師、入所者の前日の状況、事故等 ②介護：各階の入所者定数と前日の利用者数 ③リハ関係：当日の勤務者数、訪問リハ件数 ④栄養：予定、行事食など ⑤相談員：入退所業務、ケアマネ：当日のカンファ他、施設受診 ⑥事務：連絡事項 ⑦通所：利用者定数と利用者数
朝礼	火曜日～ 金曜日 8：50～ 9：00	施設長、事務長、看護師長、各部門代表者（交代可）	施設長、各部門毎の報告（人事、連絡事項） ①看護介護：前日の夜勤看護師、②介護：各階、③リハ関係、④栄養、⑤相談員ケアマネ、⑥事務、⑦通所
各種委員会			
運営委員会	毎月1回	施設長、事務長、師長、各部門代表者（交代可）	前月の各部門ごとの報告事項
入退所継続判定会議	毎月1回	各部門からその年の委員	施設入退所・通所利用希望者等の判定。司会：相談員
給食・栄養委員会	毎月1回	同上	毎月の状況報告等。司会：栄養士
事故防止対策委員会	毎月1回 (必要時)	同上	同上、司会・書記は毎年各部門の持ち回り
感染予防対策委員会	毎月1回 (必要時)	同上	同上

4．苦情や事故が発生した場合

　できるだけ迅速に苦情や事故の実情を把握し（ヒヤリハット、事故報告書など）、次いで担当者を含め複数で、できれば施設長も当事者及び家族と面談し、話を丁寧に聞く。その上で再度調査し、その結果を本人及び家族に伝えることが必要で、誤りがあれば謝罪し、保険に該当する場合はその対応をする。もしもこちらに落ち度がなければ、施設あるいは経営母体の顧問弁護士と相談し、必要に応じて以降の交渉を引き継いでもらうのが良い。こうした場合、同時に関係機関（市区町村の役所）に届け出を行うが、今後の事故防止への取り組み方を加えておいた方が良い。

　なお、苦情や事故に関しては、事務長、看護・介護部長とお互いに情報を共有することが必要である。

5．勤務日の診療の流れ

　1）各フロアーの回診（午前中が望ましい）を行い、当日の状況を把握し、病状によっては診察、その上で処置を行う（処方、検査等）。同時に職員の仕事ぶりを見て、良ければ褒め、そうでない時は、叱らないで具体的に指示するとともに、職員研修を通して、根気よく教育するのが良い。

　2）新規または再入所時には、入所者並びに家族等に施設利用に関する同意書を示し、老健は病院とは異なること、介護保険と医療保険の違いなどを説明し、理解して頂く。また、緊急時連絡方法の聴取、本人・家族の署名捺印が必要となる。

　3）医療機関に通院時及び緊急受診時には、入所者の診療情報提供書を作成する。

　4）各種公的書類等の決済、主治医意見書の作成。

6．その他

　相談員、ケアマネジャーらとともに、入所者家族や入所希望者を対象に、時節ごとに季節の便りを発行し、入所者がどのように施設で生活しているか、レクリエーションや施設行事の様子、季節ごとの行事食、ボランティアの方々の紹介などの企画を掲載する。特に感染症流行時には、施設の状況を知らせるなど、広報活動も大切である。例えば、コロナウイルス感染症流行時、入所者との面会が中止され、家族が不安な状態の時、「施設だより」を通して、現在どのように対処しているかを伝えることで、家族にも安心してもらうことができた。

第二章　施設の課題

　医師の大河内二郎は『日本老年医学会雑誌』で「介護老人保健施設の特徴は、利用者の多様なニーズに応える多目的性・多機能性である。介護老人保健施設は高齢者ケア施設であるが、老人ホームではなく、高齢者に対する在宅復帰および在宅生活を支援する施設である。また団塊の世代の高齢者は、自宅生活の維持への要望が強く、在宅復帰、在宅支援を目指す老人保健施設への期待は大きい」としている[16]。

１．施設設置基準の課題
　１）現行設備の改善
　既存の老健には、施設設立時の設置基準のままで、人員及び設備設置基準が現状にそぐわない箇所も多い。必要に応じた見直しや改善が望まれる。
　　①診察室：独立していることが望ましい。調剤室と一緒だったり、相談室として利用されたり、施設長室兼医局になっていたりなどで、診察室として独立していないと、コロナウイルス感染症などの入所時のチェックが出来ない。
　　②居室・療養室：現状ではストレッチャー、車椅子、ポータブルトイレ、酸素吸入器、点滴支持棒などを入れにくい場合が多いため、居室全体を大きくする必要がある。
　　③浴室：脳血管障害後遺症、脊柱間狭窄症や骨折で肢体が不自由

な人たちのためには、重症心身障害児者施設のような入浴施設
　　が求められる。
　④トイレ：入口・スペースが狭いため、車椅子が自由に出入りで
　　きるような広さが望ましい。また、数も少ないため食後は行列
　　になることが多い。
２）新規追加を要する設備
　①倉庫：診療録、看護・介護記録・リハ記録・栄養科関係記録（献
　　立表・検食簿等）、支援相談員・介護支援専門員（ケアマネ
　　ジャー）の記録、事務所関係資料（面会簿、会計等）などの各
　　種資料の保管場所、及び災害時に必要な物品（保存食、感染防
　　御衣）が収納できる倉庫が必要。
　②車椅子収容スペース：修理待ちの故障車や廃棄用車椅子の置き
　　場がなく、やむなく談話室などを転用する場合もある。今日で
　　は車椅子も多様化し、種類も利用者も多くなったため、収容場
　　所の検討が必要である。
　③管理棟：施設長、医師（非常勤）、看護・介護部長、事務長が
　　同一エリアにいることは、緊急時における情報共有の面で利点
　　が多い。

２．現行人員基準について
１）医師の充足
　現行の指定規準では、これまで記したように入所者の年齢・要介護
度・疾患背景の状況、薬剤の多剤内服などを見ると、入所者100名に
対して医師1名では、少な過ぎる。良い医師を獲得するためには、基
準の見直しが望ましい。

2）薬剤師の充足

　医師処方箋に基づく調剤、その際に入所者の年齢、投与量、副作用、投与薬剤同士の相互作用についてチェックを行う。さらに入所者ごとの薬剤の調剤・分包作業、処方箋・薬品の管理を行う。入所者が持ち込むサプリメントに関しては管理栄養士との協議が望まれる。現行の入所者100人に対して薬剤師0.3人では、その業務内容からして少なく、入所者100人に対して1.5人は必要と思われる。

3）施設職員の充足

　欠員がない施設はない。特に看護師、介護スタッフの場合、せっかく新規入職者があっても、それを機会にベテランが退職することもよくある。理由は様々で、その充足は容易ではない。老健に限らず高齢者福祉施設は人気がなく、法で定められた人数・給与では、他業界の条件には太刀打ちできない。近年、介護報酬の見直しがなされているが、十分とはいえない。さらに、職員のモチベーションを下げるようなパワーハラスメント（パワハラ）やカスタマーハラスメント（カスハラ）、入所者及びその家族による言動なども、人気のない理由の一つとして挙げられる。

3．職員確保の対策

1）職員の現状把握

　管理者はできるだけ施設職員の状況を把握し、時には直接面談することも大切である。

2）業務の効率化のための環境整備

　職員の仕事の合理化のために、働きやすい施設内整備と5S（32ページ参照）を導入する。私は施設長だった時に、5Sを個人レベル、職場レベルで各施設で進めた。少しずつ仕事がしやすくなった結果、

職員の定着にも役立つようになった。

　例えば、各フロアーの詰所（看護師が常駐する場所。薬剤・診療に関する医師・看護・介護関係の重要書類、PC、電話等がある）にあった物品、各種書類、療養日誌（医師カルテ、看護・介護記録）の整理整頓を行った。マニュアル等は各フロアーとも共通の場所に置くようにし、緊急時連絡用の書類は見やすい場所に置くことを徹底した。また、事務机の上は常に使いやすいように、書類などを置きっぱなしにしないこと、PC、タブレット、プリンターはいつでも使えるようにすることなどを心がけた。

　3）施設文書のIT化

　介護ソフトの導入により、介護・看護の紙での記録を廃止した。職員にはタブレットを持たせ、介護・看護、ケアマネ、リハなどの記録をデジタルで作成させるようにした。主治医意見書や医師記録も含めた施設用（老健用）ソフトの導入は、すぐにでも必要だ。また、事務系の加算請求には、厚生労働省も勧めている科学的介護推進体制加算（LIFE加算）の導入が良いのではないだろうか。

第四部　代表的疾患とその基礎知識

第一章　認知症

1．認知症とは

　認知症[17), 18)]＊とは、ラテン語の "de mens（absence of mind）" を語源とする英語 "dementia" の日本語訳で、一般的には「一度正常に達した認知機能が後天的な脳の障害によって持続的に低下し、日常生活に支障をきたすようになった状態を指し、これらの症状に感情、意欲、性格などの障害が加わることもあるが、意識障害のない時に見られる」と表現されている。

　老健施設の入所者（在園、入所時）は、認知症の診断名があっても、その診断根拠がはっきりしない場合が多い。こうした場合は、入所時に本人確認をしながら問診を行い、次いで家族、特に配偶者がいれば認知症と診断されるまでの経過について、例えばいつ頃から感じたか、などについて聞き、その間本人の様子をさりげなく観察し、その上で診察を行う。次いで、施設で出来る改訂長谷川式簡易知能評価スケール（HDS-R）、ミニメンタルステート検査（MMSE）を最低限行い、診断を下すのが良い。

　老健勤務者、特に医師及びリハ担当者は、入所者の認知機能（高次脳機能）を定期的にチェックする習慣をつけ、介護者は入所者の日々の様子を観察することが求められる。

　『ICD-10 国際疾病分類第10版、精神及び行動の障害──臨床記述と診断ガイドライン』では、認知症を、慢性あるいは進行性の脳疾患

によって生じ、記憶、思考、見当識、理解、計算、学習、言語、判断など多数の高次脳機能の障害からなる症候群としている[19]。

『DSM-5 精神疾患の分類と診断の手引』では、認知症を"Major neurocognitive disorder"、軽度認知障害を"Mild neurocognitive disorder"と呼び、アルツハイマー病、前頭側頭変性症、レビー小体病、血管性疾患、外傷性脳損傷等と細分類している[20]。

＊2024年1月から認知症基本法が施行された。この法律によって認知症並びに軽度認知障害の人は保護されるようになった。詳細については厚生労働省のウェブサイトで確認できる。

2．診断基準

1）認知症

　A　一つ以上の認知領域（複雑性注意、実行機能、学習及び記憶、言語、知覚-運動、社会的認知）において、以前と比べて明らかに低下がある。その場合①本人、配偶者、家族等本人をよく知る人による判断、②標準化された神経心理学的検査等による実質的な認知行為の障害の確認を要する。

　B　毎日の活動に認知機能低下が支障をきたす場合（例：支払い、服薬管理など）。

2）軽度認知障害＊

　A　1）と同じだが、軽度の認知機能について、以前の行動水準と比べて低下がある。それには①本人をよく知る人または臨床家による判断、②出来れば標準化された神経心理学的検査等での軽度認知機能の低下の確認を要する。

　B　毎日の活動に認知機能低下が自立を邪魔しない。支払い、服薬管理は出来るが、以前より努力が必要になる。

＊『DSM-5-TR　精神疾患の分類と診断の手引』[21]では、軽度認知障害について、遺伝子検査または家族歴（確実）、疑わしい場合として、①記憶学習が低下、②着実に進行性で患者の認知機能の低下、③他の神経変性または脳血管障害その他の神経疾患がない、と記述されている。

3）細分類

A　アルツハイマー型認知症（AD）またはADによる軽度認知障害

①1）の規準を満たす。②1つまたはそれ以上の領域で、気づかれずに発症、徐々に進行。③家族歴、遺伝子変異の領域で確実または疑いの規準を満たす。④以下の3つすべてが存在する。イ）記憶、学習、その他の認知機能領域の低下、ロ）進行性、緩徐な認知機能の低下、ハ）ほかの神経変性疾患、脳血管疾患等がない。

B　前頭側頭型認知症（FTD）またはFTDによる軽度認知障害

①1）または2）の規準を満たす。②気づかれずに発症、緩やかに進行。③行動障害型（アパシー：無気力・無関心、思いやりがなくなる等）、言語障害型（発語量、喚語、呼称、文法、言語能力の低下等）。④学習、記憶、知覚運動機能は比較的保たれる。⑤その障害は他の神経疾患では説明出来ない。確実な場合、家族歴、遺伝子検査、脳画像で前頭葉・側頭葉に病変。

C　レビー小体型認知症（DLB）

①1）または2）の規準を満たす。②気づかれずに発症、緩やかに進行。③診断的特徴（認知の動揺性、注意、覚醒度の変動、幻視の出現、パーキンソニズム）。④その障害は他の神経疾患では説明できない。

D　血管性認知症（VaD）

①1）または2）の規準を満たす。②発症が脳血管発作と時間的に関係。③認知機能低下が複雑性注意。前頭葉障害。④病歴、身体所見、神経画像所見。

3．認知症周辺症状（BPSD）

認知症の行動心理症状として、幻覚、妄想、不安焦燥、うつ状態、睡眠障害、多動、興奮、暴力、徘徊、脱抑制があり、身体要因（感染症、脳血管障害、電解質異常、栄養不足、睡眠不足）、環境要因（独居、転居、慣れない施設での生活）、心理的要因（不安、孤独、死への不安、経済的不安）が関連し合って、認知症周辺症状（BPSD; Behavioral and Psychological Symptoms of Dementia）が出現する[17]。

ADの初期には幻覚の頻度は少なく、幻視はほとんどない。幻聴は時に見られる。初期から中期にかけて、不安、抑うつ、物とられ妄想、被害妄想が見られる。誤認は中期以降に出現する。

FTDでは幻覚（希）、妄想、脱抑制、攻撃的行動、暴言などがある。DLBは幻覚（小動物や虫などの幻視が多い）や、錯視を背景とする妄想（嫉妬、物とられ）、抑うつがある。VaDでは無気力感が見られる。

4．認知症への対応

老健では認知症専用の棟のある施設とない施設があり、認知症の診断・分類がなされていない場合も多い。介護士・看護師・リハ関連スタッフからBPSDの対応を要求された時、施設長（医師）は、精神科医（巡回・非常勤）と相談し、非薬物療法と薬物療法の指示を出す。

幻視：DLBでは80％に見られる。例えば「枕元に子どもがいる」「動物がそこに見える」などであるが、対応としては、すぐには否定しないで本人の訴えを聞き、否定も肯定もせずに「それは不

思議ですね」などと言って安心感を与える。

妄想：物とられ妄想でも、話を聞く、一緒に探す、患者に見つけさせる、といったことで安心感が生じ、妄想の軽減につながることがある。また、すぐの薬剤投与は避ける。しかし対応を工夫し、環境を調整しても軽減しない場合や、興奮して緊急性がある場合は、薬物療法を検討する。抗認知症薬を未使用である場合は、まずは抗認知症薬を使用する。抑肝散は AD、DLB に有効な場合がある。

非定型向精神薬：器質性疾患に伴うせん妄、興奮、易怒性に対して、出来れば精神科医と相談し、リスペリドンを 0.5mg／日で開始、効果により有害事象に注意して、1〜2mg／日まで増量する。ほかにオランザピン、クエチアピン等も有効な場合がある。

その他：気分安定薬・抗けいれん薬のカルバマゼピン（CBZ）やバルプロ酸 Na（VPA）も幻覚、妄想、焦燥、興奮などに効果が見られる時もある。

5．診察の流れ

1）入所者には当日、診療情報提供書、健康診断書、お薬手帳と最低 3 日分の常用薬を持参してもらっている。また地域居宅ケアマネジャーを通し、あらかじめ同じ内容物が施設の相談員に送付されているので、各部署は入所判定会議を通して事前に把握しておくことが大切である。

2）本人に既往歴、家族歴、家族構成、生活歴、症状などを聞きながら、その間に付き添い人からも補足してもらい、修正する＊。

　＊診療情報提供書は主疾患受診機関のみのことが多く、その他の疾患の診療
　　機関の情報が少ないことが多い。

3）当日持参の診療情報書で主病名、併存症、合併症の確認、持参常用薬の整理（薬剤師が事前に価格までチェック）を行うが、主病名と持参薬が一致しないことがある。その場合、お薬手帳の確認が必要。

そのほか、入所時診断に画像所見は有用で、あらかじめ画像資料を持参してもらう。もしない場合は、前医に家族を通して依頼する。

診察：著者は問診中でも視診を行い、表情や会話時の顔面の変化、眼鏡使用か、斜視か、などを観察、次いで車椅子利用者の場合はそのまま上半身の診察を行う。自立歩行者の場合は診察ベッドで、皮膚（湿疹、皮下出血、浮腫、皮膚色）、胸部ではまず打診を行い（濁音の有無、肺気腫・心拡大等）、聴診では肺（呼吸音が正常か、雑音の有無、部位）、心臓（心音正常か、雑音の有無、部位等）を確認する。出来れば座位でも診察する。

　ベッド上では、仰臥位が可能か（側彎）を診るが、不可能で痛みを訴える場合、本人が楽な姿勢で行う。腹部では、触診（腫瘤、圧痛の有無とその部位）、視診（腹水、手術痕）を行う。背部では脊柱側彎、前彎、手術痕、臀部では褥瘡の有無を、腹臥位では脊柱の彎曲、手術痕などのチェックを行う。その所見から既往歴の確認も出来る。

神経学的診察：AD では神経学的所見がないのに対して、脳血管障害（脳内出血、脳梗塞）後遺症、DLB、進行性核上性麻痺（PSP）では特徴的所見がある。

神経心理学的診察：老健の場合、HDS-R、MMSE はリハスタッフに言語聴覚士（ST）がいれば可能だが、医師自身でも行い、記憶と見当識（最近の話題、昨日の食事についてなど）、言語（診察中でも分かる）、視空間認知（AD と DLB の区別）について、把握することは大事である。

第二章　新型コロナを含む感染症対策の基本

寄稿：岡部信彦（前川崎市健康安全研究所所長）

１．はじめに

　新型コロナウイルス感染症のみならず、インフルエンザを代表とする呼吸器感染症は高齢者にとってハイリスクで、直接の嚥下性肺炎の続発、糖尿病などの基礎疾患の悪化、全身状態の悪化で死に至ることも稀ではない。また幸いに回復しても、感染症に罹患したダメージは、著しい QOL（Qualitiy of life ＝生活の質）の悪化となる。さらに多人数で同一の場にいる介護施設・事業所などでは、感染症が拡大する可能性が高く、クラスター発生に結び付くようになるので、日頃からの感染対策、感染症発生時の初動は重要になる。

　家庭内でも平常時の感染対策は生活の中で必要なことであり、さらに高齢者が多人数でいる場、その世話のために多人数のスタッフがいる場などでは、家庭とは異なった一層の注意が必要である。一方、日常の行動に著しい妨げが出るような過剰な対策はとる必要がないことに留意が必要である。それだけに基本的な正しい感染対策を身に付けておく必要がある。感染症発生は１例もないほうが望ましいが、実際に１例も出さないということは極めて困難であり、発生したとしてもそこから先に広げないようにする、という考え方が重要である。詳細な参考資料として「介護現場における感染対策の手引き」（第３版）が令和５（2023）年９月に厚生労働省より公表されているので、施設

等では手元に置いておくことをお勧めする[22]。

　なお、令和3（2021）年度の介護報酬改定により、介護施設・事業者関係者は令和3年4月より3年間の経過措置期間を経て、すべての介護施設・事業所において感染症対策委員会の設置と指針の整備が求められるようになった。

2．感染症の予防・対策・三密を避ける

　感染症とは、病原微生物（病原体）によって引き起こされ、「うつる」病気である。微生物には、原虫、寄生虫、真菌、細菌、ウイルスなど、様々なものがある。病原体が人に侵入するには、いくつかの感染ルート（感染経路）がある。

　主な感染経路として、咳やくしゃみで口から飛び出る飛沫に病原体が含まれていると、その飛沫を側にいた人が吸い込むことによって感染する飛沫感染（飛沫が飛び出る距離は1メートル前後とされている）、飛沫などがさらに小さい粒子（エアロゾル）となって広い空間に飛散し、それを吸い込むことによって感染する空気感染（飛沫核感染）、手などに病原体が付着しその手で口・眼・鼻などに触れることによって感染する接触感染などがある。

　新型コロナウイルスの主な感染経路は飛沫感染なので、感染者がこの飛沫を飛び出させないため、また、感染者の周囲の人が感染者からの飛沫を吸い込まないために有効な道具がマスクである。新型コロナウイルスの主な感染は、閉鎖空間にて大きな声で会話をしたり、歌を歌ったりすると、これまでに言われてきた飛沫感染を越えて、数メートルの距離を小さい粒子（マイクロ飛沫・エアロゾル）が大量に放出され、これを吸い込むことで感染することもある。これまでの飛沫感染と空気感染の中間的な存在で、このような小さい粒子を広い空間に

拡散・希釈させ、感染リスクを低下させるため、「換気の重要性」が強調されるようになった。

このような感染が起こりやすい環境条件が「3つの密」と呼ばれる概念であり、

　密閉：換気の悪い閉じられた環境
　密集：狭い空間に多くの人が集まっている環境
　密接：お互いの距離が近く特に会話をしている環境

以上のことから「三密を避ける」という言葉が生まれた。世界保健機関（WHO; World Health Organization）などでも、この三密を避けるというところから3つのCを避ける "Avoid the three Cs: Closed spaces with poor ventilation, Crowded places with many people nearby, Close-contact settings such as close-range conversations" という言葉を使うようになった。

3つの条件に1つでも当てはまる環境に感染者（うつす側）と感受性者（うつされる側）がいると感染が起こりやすくなり、さらに3つの条件が揃うとよりそのリスクは高まり、かつ広がる可能性も高まる。また、感染者の飛沫で汚染された環境表面からの接触感染もあり得るため、それらへ接触した時のリスクを低下させるために手洗い・手指衛生が勧められている。

3．感染症予防の基本の「キ」：標準予防策

感染症予防の基本として重要なものに「標準予防策」（Standard Precaution）という語がある。感染症の有無に関わらず、「すべての患者（あるいは人）の体液（血液、吐しゃ物、分泌物、尿、便など）には病原体が潜んでいる可能性があり、感染性がある」と考えて対応することである。例えば、感染があるかもしれない患者や人に接触す

第二章　新型コロナを含む感染症対策の基本　　　77

る時は、使い捨て手袋を着用し、体液が飛び散るような場合はエプロン・マスク・ゴーグルなどを着用、手袋をしていたかどうかに関わらず患者（人）に触れた場合あるいは患者（人）が触れた物品に接触した場合には、流水と石鹼による手洗いをきちんと行い、消毒用アルコールなどで手指を消毒しておく、ということである。さらに、飛沫感染が考えられる場合は不織布マスクまたは医療用サージカルマスクを使用する。マイクロ飛沫感染や空気感染（飛沫核感染）が考えられるような場合には、Ｎ95マスクを装着する場合もあり得るが、N95マスクはきちんとした装着のための訓練が必要で、慣れない者が装着すると息苦しくなり、ずらすなどしてしまい意味をなさない場合があるので、安易に「良いから」といって「一番良いもの」を使うべきではない。一方、布マスク・ウレタンマスクなどは、製品不足の時はともかく、日常の施設・事業所の現場で不織布マスクの代わりになるようなものではない。フェイスシールド、マウスシールドの類を単独で使用した場合には、呼吸器感染の予防にはほとんどならない。

　これらの標準予防策を常時行う、ということではなく、いつでも行えるように備えておく、きちんとしたやり方を身に付けておく、必要な道具をいつでも使えるようにしておく、などが重要である。なお、換気をすることは、飛沫感染・マイクロ飛沫感染・空気感染などのリスクを低減させるため、常時重要な考えである。

４．介護施設・事業所などにおける日常から感染症発生時の対応までの流れ

　１）感染症の拡大予防には、早期発見が大切

　感染症の早期発見のためには、日頃の様子と体調の変化などを把握することが重要で、またそれらを記録して、交代しても誰もがすぐに

把握できるようにしておく。またその状況は、スタッフ間でいつでも共有しておくようにする。

　2）早期発見・早期対応のための体制を作る

　感染対策マニュアルなどを作成し、その置き場所を誰もが分かるようにし、定期的に読み直し、必要に応じて修正を行う。またその方法・やり方などにつき、施設内で研修・訓練などを定期的に行う。

　3）感染症が発生した時には

　具体的な症状・人数等を速やかに把握し、時系列に記録をまとめる。責任者・管理者に報告、スタッフ間で情報を共有する。標準予防策の強化、感染経路別対策を行う。

　4）日頃から医療機関・保健所などとの連携をとり、感染症発生時には相談・応援が得られるようにしておく。

5．職員自身の健康管理

　感染症に対してハイリスクな人たちの世話をしているという意識を持つことは大切で、どのような職種であっても、標準予防策の考え方とそのやり方は習熟しておく必要がある。日頃からの健康管理は重要であり、予防接種で防げる病気のワクチンなどはできるだけ受けておく（例えば、麻疹・風疹・おたふくかぜ・水痘・帯状疱疹・インフルエンザ・B型肝炎・肺炎球菌・新型コロナウイルスなど）。定期健診もきちんと受けておく。

　また発熱・発疹・嘔吐・下痢などの体調不良時には休みをとるように、またとりやすいようにしておくことは重要である。

6．感染管理体制（感染対策委員会の設置）、マニュアル・指針の整備

感染対策委員会は以下のような役割を担い、常設される必要がある。

1）施設の課題を集約して、感染対策の方針・計画を定め実行する
2）決定事項や具体的対策を施設全体に周知するための窓口となる
3）施設における問題点を把握し、問題意識を共有・解決する場とする
4）感染症が発生した場合、指揮の役割分担を決める

メンバーは、施設長・事務長・医師（外部委託を含む）・看護職員・介護職員・栄養士・生活相談員などで、施設長・事務長以外は必ずしもその部門の責任者である必要はないが、代表として参加し、その部門全体に内容を伝える。

委員会は定期的に開催し、必要に応じ随時開催できるようにしておく。

責任者を決めて、感染対策のためのマニュアル・指針を作成し、具体的な手順・手引書とする。すでにできているものを参考にすることはもちろん可能であるが、単なるコピー＆ペーストではなく、内容を理解して書き取るようにし、自分たちの施設にとって実行可能かどうかの検討を行う。できたものは職員全員が必ず一度は目を通し、保管場所を明らかにし、定期的に読み直し・書き直しを行う。

■筆者による追記　D施設でのコロナのクラスターの経験

2022年1月、新型コロナウイルスのクラスターがD施設（35ページ参照）内で発生した。区役所・保健所・東京都に発生届を提出し、施設側では施設長・看護介護部長・事務長からなる施設内感染対策本部を設け、時々刻々と変化する状況を整理し、感染対策を立てた。

必要事項は毎日指示し、現場での課題も吸い上げ、約１ヶ月で全職員の協力を得てクラスターを防ぐことができた。
　なお、行政機関（都・区）からは感染防御に必要な防護衣やPCR検査キットなどを短時間に配布して頂き、また、区予防対策課（保健師）からは適切な助言を頂いた。同時に、施設側は入所者家族や通所利用者に対して、面会禁止に伴い、施設の感染状況を適宜「施設だより」として伝えた。
　発生状況は、最初の職員の発生から他フロアー職員への感染は親しい職員同士で、次いで食堂やロッカールームでの交差による可能性が高かった。また、３階職員より１階職員に感染者が多い原因は、１階のスタッフルームが狭いことと休憩室がないことが考えられた。さらに、１階に発生が多かったのは、施設玄関から各自のロッカールームへの動線、また１階入所者が事務室前を通過して食堂へ向かう動線などが影響した可能性があった（図９）。
　当初は感染者をコロナの受け入れ病院に搬送することが出来たが、最盛期には、日中・夜間にコロナを発症した入所者を搬送させるのに、救急車は呼べても受け入れ先がなく、ある朝は私の出勤時に、数台の救急車が施設前に待機していることもあった。こうした時期に当然勤務職員も感染したが、ワクチン接種を含む感染対策の徹底で乗り切ることが出来た。

第二章　新型コロナを含む感染症対策の基本　　81

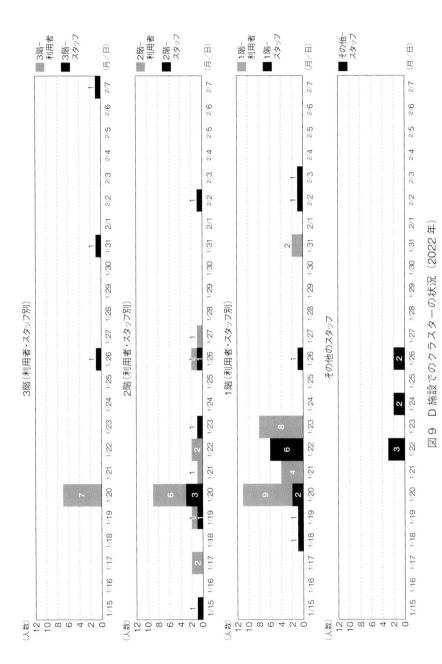

図9　D施設でのクラスターの状況（2022年）
各階のコロナの発生状況を時系列で示した。まず2階スタッフから発症し、全階に波及した。

第三章　高血圧

１．はじめに

　高血圧[23), 24)]は脳血管障害（脳梗塞、脳出血、くも膜下出血）、心疾患（心不全、心肥大、不整脈など）、腎疾患（腎硬化症など）、大動脈解離などの原因とみなされる。高血圧による脳血管障害や心疾患死亡者は年間10万人とされ、その半分が120／80mmHg以上の高血圧によると推定されている。

　高血圧は我が国の脳血管障害による死亡に関与する危険因子として最も重要である。65歳以上の要介護になる主な原因としても知られている。政府は平成30（2018）年「健康寿命の延伸等を図るための脳卒中、心臓病その他の循環器病に係る対策に関する基本法」を制定した。

　平成31（2019）年、高血圧治療ガイドライン（JSH2019）では血圧値の分類の変更を行った。高血圧の診断規準（収縮期血圧140mmHg以上または拡張期血圧90mmHg以上）は変わらないが、それ未満の血圧を正常血圧、正常高値血圧、高値血圧と区分した（表６）。なお、疫学的研究から、120／80mmHg以上では心血管疾患の発症や、それによる死亡リスクが直線的に上昇していた。

　我が国の高血圧症患者総数は推定約4,300万人とされ、うち血圧140／90mmHg以上の3,100万人に関して検討すると、治療中・コントロール良好約1,200万人（28％）、治療中・コントロール不良約1,250万人（29％）、未治療・認知なし約1,400万人（32.5％）、未治療・認知あり

約450万人（10.5％）であった。この結果、血圧が140／90mmHg以上で治療を受けている者約57％、未治療約43％で、約半数は治療されていない[24]。

収縮期血圧は脳血管障害・心疾患リスクとの関連性が高く、高年齢期高血圧者は認知症発症リスクが上昇、中年齢期ではその後の日常生活動作（ADL）の低下を招くとの報告もある。

老健ではバイタルサイン（生命兆候。脈拍、呼吸〈12～20回〉、体温、血圧、意識レベル）の一環として血圧測定がなされ、入所時、入所翌日、入所期間中も週2回の入浴日に測定している。さらに入所に伴い、規則正しい生活、運動、食事（必要な場合は減塩食）、薬剤管理などで血圧の管理がなされるので、これは老健入所のメリットかもしれない。

2．血圧測定

1）診察室での測定：安静座位で、前腕を机などに置き、カフを心臓の高さに保ち、聴診法で測定。1～2分間隔で数回測定、安定した値を示した2回の平均値を血圧値とする。上腕式自動血圧計を用いても良い。なお上腕周27cm未満では小児用カフを用いる。

2）家庭血圧測定：上腕カフ血圧計を用い、2回測定、その平均値を血圧値とする。

3）降圧薬の効果判定には、朝晩の2回測定し、7日間（少なくとも5日間）の平均値を用いる。

4）血圧計として、自動血圧計（上腕、手首）が通常用いられ、看護師が測定する。私はバイタルサインのうち、入浴日朝の脈拍（60～90／分）、体温（36.0～37.0℃）、血圧（120mmHg～80mHg）を定期的に測定するよう指示した。

5）成人血圧値の分類（表6）。

表6　JSH2019の成人における血圧値の分類

分類	診察室血圧（mmHg）			家庭血圧（mmHg）		
	収縮期血圧		拡張期血圧	収縮期血圧		拡張期血圧
正常血圧	< 120	かつ	< 80	< 115	かつ	< 75
正常高値血圧	120 ～ 129	かつ	< 80	115 ～ 124	かつ	< 75
高値血圧	130 ～ 139	かつ/または	80 ～ 89	125 ～ 134	かつ/または	75 ～ 84
Ⅰ度高血圧	140 ～ 159	かつ/または	90 ～ 99	135 ～ 144	かつ/または	85 ～ 89
Ⅱ度高血圧	160 ～ 179	かつ/または	100 ～ 109	145 ～ 159	かつ/または	90 ～ 99
Ⅲ度高血圧	≧ 180	かつ/または	≧ 110	≧ 160	かつ/または	≧ 100
（孤立性）収縮期高血圧	≧ 140	かつ	< 90	≧ 135	かつ	< 85

出所：伊藤貞嘉「高血圧治療ガイドライン2019のエッセンス」『日本内科学会雑誌』109（3）、2020、pp.512 ～ 520から筆者作成

3．高血圧の評価

1）病歴：高血圧を指摘された時期、その後の経過、特に治療歴を詳細に聴取。
2）治療歴：医療機関名、使用降圧薬の種類、効果や副作用の有無など、お薬手帳を参考に聴取。
3）家族歴：両親の高血圧、糖尿病、脳卒中等。女性では妊娠期間中の高血圧、糖尿、蛋白尿、生活習慣（飲酒、喫煙等）、性格、肥満、睡眠時無呼吸、腎疾患を聴取。

4．高血圧の管理と治療

1）老健では、安定している場合は前医の処方に従い、必要時に診察と検査を行う。安定していない場合は専門機関を受診させ、その結果に従う。基礎疾患がある場合は、それぞれの疾患の治療を

継続する。
2）生活習慣の修正。
3）主要降圧薬の種類：Ca拮抗薬、レニン‐アンジオテンシン（RA）系阻害薬（ARB、ACE阻害薬）、利尿薬（サイアザイド系、ループ利尿薬）、ミネラルコルチコイド受容体（MR）拮抗薬、ベータ遮断薬があり、第1選択としてはCa拮抗薬、ARB、ACE阻害薬が推奨されている。
4）降圧薬治療の原則：1日1回投与の薬剤を中心に、降圧効果を高めるため、ほかの降圧薬の併用を行う。10〜20mmHg以上の降圧目標では始めから併用療法を行う。

5．その他

1）高血圧の目標血圧レベルの維持を長期管理することは大切で、脳血管障害のリスクを低くすることでも知られる。また、肥満を伴う高血圧症でも、食事療法や運動療法による3％以上の体重減量で、降圧作用が期待される。
2）痛風・高尿酸血症と高血圧：血清尿酸値が7.0mg／dL以上を高尿酸血症と診断し、特に高血圧患者では8.0mg／dL以上の場合、尿酸降下薬の使用を開始し、6mg／dL以下を管理目標とする。降圧薬のCa拮抗薬、ARB、ACE阻害薬は尿酸代謝に影響がなく、尿酸排泄促進作用があるロサルタン（ARB）は尿酸値も低下させる。
3）自験老健では入所者の大部分が70歳以上で、80歳代が最多であった。脱水、摂取食事量の低下、生活環境の急激な変化もあり、入所後の血圧変動には注意しなければならない。また持参薬剤やサプリメントに関する検討も必要である。

第四章　誤嚥性肺炎

１．はじめに

　85歳以上の肺炎による死亡率は男女ともに若年成人の10倍以上で、高齢者は肺炎で入院することもあれば、介護施設で肺炎になることもある。そういった肺炎は市中肺炎（CAP）と院内肺炎（HAP）の両方の特徴を持つことから、米国感染症学会と米国胸部疾患学会は、医療ケア関連肺炎（HCAP）という概念を提唱した[25]。

　我が国でも平成23（2011）年、日本呼吸器学会が医療・介護関連肺炎（Nursing and Healthcare Associated Pneumonia; NHCAP）の診療ガイドラインを発表した[26]。NHCAPとは、①長期療養型病床群もしくは介護施設に入所している、②90日以内に病院から退院した、③介護を必要とする高齢者、身体障害者である、④通院で継続的に血管内治療（透析、免疫抑制剤の使用等）を受けている、と定義されている。中でも誤嚥性肺炎は代表的疾患である。

　誤嚥性肺炎は高齢者や脳血管障害（脳出血や脳梗塞の後遺症）、パーキンソン病などで嚥下機能の低下した人に起こりやすい。我が国では入院を要する市中肺炎の発生率が60.1％との報告もある[26]。

　我が国の誤嚥性肺炎の死因順位は第7位、高齢者肺炎として見ると死亡の第1位で、施設では特に注意すべき疾患である。

2．定義

日常生活動作（ADL）、特に脳血管障害を有する場合に見られやすい嚥下障害のある症例に生じた肺炎。

3．原因

嚥下障害、脳血管障害（脳出血・脳梗塞など）で咳嗽反射の機能低下、口内の不衛生（口内細菌の増加）。

4．診断

老健にはＸ線装置などもなく、ベッドサイドでの診察が中心である。よって、嚥下時のむせ、鼻腔逆流が見られ、発熱、咳嗽、持続的喀痰、喀痰増加、食事に時間がかかる、食事摂取量の低下といった入所者が報告されたら、すぐに診察を行うことが大切である。まず胸部の前面、背部、座位では打診・聴診を行い、正常呼吸音（気管呼吸音、気管支肺胞呼吸音、肺胞呼吸音）を聴き、①呼吸音減弱があれば、肥満・胸水・気胸・慢性閉塞性肺疾患（COPD）等、②呼吸音の消失があれば、異物による気道閉鎖・気管支喘息重篤発作・無気肺・呼吸停止、③呼吸音の左右差、④副雑音の様子を聴き取る、⑤連続性ラ音（Rhoncus：太い気管支の狭窄、Wheeze：細い気管支の狭窄）、断続性ラ音（fine crackle〈捻髪音〉肺炎、肺水腫、coarse crackle〈水疱音〉心不全、肺水腫、痰の多い疾患）の有無に注意し、以上の所見から誤嚥性肺炎等の臨床診断を行う。

5．検査

嚥下機能検査と食事後の誤嚥の有無を確認する。
　1）簡易検査：血中酸素飽和度モニター、唾液反復嚥下試験、飲水試験

①血中酸素飽和度モニター：パルスオキシメーターを装着し、食事を行い、3％以下の低下、90％以下になれば誤嚥の可能性あり。
②唾液反復嚥下試験：唾液を30秒間繰り返し飲み込み、30秒に3回以上できれば可。2回未満は嚥下困難、誤嚥の可能性あり。
③飲水試験：冷たい水3ccを口内に入れ、飲み込んでもらう。嚥下できなかったり、むせたり、息が苦しくなったりする場合、また、嚥下出来るが息が苦しくなる場合、嚥下出来て呼吸状態がよくても、むせたり、痰がらみの咳が出たりする場合には誤嚥を疑う。
2）嚥下機能評価法：嚥下造影検査（VF）、嚥下内視鏡検査（VE）
①VF：造影剤を飲みながらX線検査を行い、体位を変えたりして嚥下状態を検査。時に誤嚥の危険性がある。
②VE：鼻から鼻咽頭喉頭ファイバースコープを挿入し、直接カメラで嚥下時の喉の動きを見る。唾液や食物が残っているかもわかり、ベッドサイドでも可能。
3）その他：臨床検査
①血液検査（白血球数、血液像、CRP）で炎症の程度を判断する。
②喀痰培養で起炎菌を検出する。

6．予防

施設内では、口腔ケア（毎食後の歯磨き、舌磨き、義歯の掃除、うがい）、嚥下訓練（ST）、禁煙、肺炎球菌ワクチンなどが有効である。

7．治療

誤嚥性肺炎を疑った場合、VF、VEを外部専門機関に依頼し外来で対応するか、入院して嚥下機能検査を行うか、または必要に応じて胃瘻造設術などを行う。保健診療適応外の症例では栄養管理と気道管理を行う。

第五章　脳血管障害（脳卒中）

１．はじめに

　脳卒中という言葉は一般的な用語で、医学用語ではない。正式には脳血管障害という。死亡率は急性期医療の進歩で以前より低下しているが、日本人の死亡原因の第３～４位を占める。後遺症として肢体の障害（片麻痺等）、高次機能障害（失語、失行、失認等）が知られている。寝たきりや要介護となる疾患の第１位で、最大の危険因子は高血圧と動脈硬化である。

　脳出血とは、脳の中の細い血管（動脈）が切れて、大脳、小脳、脳幹などの脳の実質内に出血する病気で、脳内出血とも呼ばれる。脳に出血が起こると、血腫により周りの脳が圧迫され、意識障害、運動麻痺、感覚障害などの症状が発症し、脳の機能が低下する。

　脳梗塞とは、脳の血管が血の塊である血栓により詰まることで起こる病気である。血栓により血管が詰まると血流が止まり、詰まった先の血管から血液によって酸素や栄養をもらっていた脳神経細胞が壊死してしまい、体の機能に様々な障害が出る。

　くも膜下出血とは、脳を保護する硬膜（最も外側）、くも膜、軟膜、の３層から成り立つ脳膜のうち、くも膜と軟膜のすき間にある多くの太い動脈から出血することで生じる病気である。脳動脈瘤や脳動静脈瘤の破綻、高血圧、脳動脈硬化、外傷などにより、くも膜下に穿破して生じる。

2．脳血管障害の疫学

　脳卒中データバンクでは、世界標準の NINDS（National Institute of Neurological Disorders and Stroke）- Ⅲ（1990）の分類を用い、脳卒中データバンク 2015 で解析した脳卒中の疾患別頻度を図示している。これによると、一過性脳虚血発作（transient ishemic attack; TIA）5.4％、アテローム血栓性脳梗塞 19.5％、アテローム血栓性塞栓 4.6％、ラクナ梗塞 22.4％、心原性脳塞栓 19.9％、その他の脳梗塞 5.2％、高血圧性脳出血 14.4％、脳動静脈流奇形（arteriovenous malformation; AVM）からの脳出血 0.4％、その他の脳出血 2.8％、くも膜下出血 5.3％であった[27]。

3．脳出血

1）定義

　高血圧、脳動脈瘤、脳動静脈奇形、脳腫瘍など多くの疾患により脳血管が破綻して血液が脳実質内に溜まることを脳内出血という。そのうちの 60％ を占めるのが、高血圧性の脳内出血である。出血をきたしやすい血管は、中大脳動脈から分かれて大脳基底核を灌流するレンズ核線条体動脈（被殻出血）、後大脳動脈から分かれて間脳（視床）を灌流する視床膝状体動脈（視床出血）などがある。

2）細分類

　　A 脳内出血：①被殻出血（頻度 60 〜 65％）、②視床出血（頻度 35％）、③尾状核出血、④皮質下出血、⑤橋（きょう）出血その他の脳幹出血、⑥小脳出血、⑦ Willis 動脈輪閉塞における出血、⑧その他（腫瘍内出血、脳静脈閉塞症による出血なども含む）。

　　B くも膜下出血：①脳動脈瘤破綻、②脳動静脈奇形破綻、③高血圧・脳動脈硬化による出血、④出血性要素、⑤外傷、⑥脳静脈・静脈洞閉塞症からの出血、⑦脳室近くの脳実質内出血で、

くも膜下に穿破した出血。

　C 硬膜下血腫

3）臨床所見

①被殻（外側型）出血（頻度約 40％）[28]：レンズ核線条体動脈（特に外側枝である外側線条体動脈）の破綻。被殻は錐体外路の神経系なので、純粋に被殻だけの障害では運動がぎこちなくなるだけだが、ほとんどの場合、血腫は隣接する内包も破壊するため、重篤な運動障害、知覚障害が起こる。

　神経症状として、反対側半身の運動麻痺、知覚障害が必発。血腫が大きくなれば意識障害、病巣方向へ向く共同偏視、視野障害が見られる。

　優位半球では失語、半優位半球では失行、失認を認める。

　片麻痺は初期に痙性のこともあるが、内包後脚が完全に壊れると弛緩性となる。

②視床出血（頻度約 30％）[28]：視床には知覚に関係するすべての刺激が集まっており、これらの神経線維はすでに交差しているので、一側視床が障害されると反対側の全知覚障害が生じる。

　症状として、意識障害、反対側半身の運動麻痺、知覚障害が残りやすい（感覚障害が強い）。さらに病巣側に縮瞳、眼瞼下垂、対光反射消失など眼症状が出現する。

　左視床出血では発語ができなくなることがある（視床性失語）。高齢者に多く、寝たきりの原因となり、認知症にもなりやすい。右視床障害だと視床失認になる。慢性期出血の場合と反対側の手や足が非常に痛くなる場合がある。これは視床痛といい、鎮痛薬が効かない。

　一般に被殻出血との鑑別は困難で、当初は半身にしびれ感の

みが起こり、遅れて片麻痺をきたす時と、病巣側に縮瞳、眼瞼下垂を認める時は視床出血である。

意識障害も当初はないか、軽いが、次第に進行し、昏睡状態に陥ることが多い。病巣をにらむ共同偏視（病巣反対側への側方注視麻痺ともいえる）を呈する。

そのほか、感覚障害、同名性半盲、さらに優位半球出血では失語を認めることもある。

血腫がレンズ核部に限局するものは、意識障害や頭痛もなく、生命および片麻痺の予後は良好である。

③尾状核頭部出血（頻度1～2％）[28]：血腫が脳室に穿破する時は頭痛が突発し、吐き気、嘔吐を伴い、局所症候を呈さないこともあるので、くも膜下出血との鑑別が難しい。

④皮質下出血（頻度約10％）[28]：頭痛で発症することが多く、その後は血腫が大きくなるにつれて片麻痺、半身感覚障害、異常言動、失語など出血部位に応じた症候や意識障害などを呈してくる。高血圧症のない者では動静脈奇形、出血傾向などが出血の原因となる。高齢者ではアミロイド・アンギオパチーによる出血が多い。

発作は日中に多く、進行は数分から数時間でピークに至り、脳梗塞より急激である。主な症状は血腫の大きさ（出血量）にもよるが、一般的には突然発生する意識障害、頭蓋内圧亢進症状（嘔吐など）、反対側の運動麻痺、感覚障害である。

局所症状として、出血が前頭葉に及んでいれば、眼球の血腫側への共同偏視が見られる。出血部位により、失語症や構音障害などの言語障害、失行、失認、病態失認も認める。

⑤橋出血（頻度約10％）[28]：典型的には数分で深い昏睡に陥り、

四肢麻痺、除脳硬直を呈する。眼球は正中位にあり、著しい縮瞳を示すが、対光反射は保持されている。眼球が急速に下転し、その後ゆっくりと元の位置に戻る ocular bobbing や斜偏視を呈することもある。人形の目現象や oculocephalic 反射は消失する。脳出血のうちで最も重篤で予後が悪い。

⑥小脳出血（頻度約 10％）[28]：激しい嘔吐、後頭部痛、回転性めまいなどで発症し、くも膜下出血と多少似た症状を呈する。しかし発症時に意識障害はなく、四肢に麻痺はないのに起立、歩行が障害されていることが特徴である。眼球は病巣と反対側を偏視し、病巣側への共同注視麻痺を示す。縮瞳していて、対光反射は保たれる。

4）画像所見

CT：脳出血補助診断として最も有用で、出血直後から血腫は X 線吸収の高い（白い）陰影 high density として明瞭に認められる。

MRI：脳出血の急性期には、T1 強調画像では血腫の存在や大きさがはっきりしないことがある。しかし、経過とともに脳浮腫が出現し始めると、その描出には MRI は威力を発揮する。また CT では慢性期の血腫は不明瞭になるが、MRI では血腫が吸収されて膿腫になったものでもはっきりその姿をとらえることができる。老健施設でも入所者の CT、MRI の画像を紹介先に要求すると、CD に入れて老健に送ってくれる。

4．脳梗塞

1）定義

脳の血管が、塊である血栓によって詰まることで起こる。主な原因は、動脈硬化や高血圧に加え、糖尿病や高脂血症によって生じる血栓

である。血管が詰まると血流が止まり、詰まった先の血管から血液によって酸素や栄養をもらっていた脳神経細胞が壊死するため、体の機能に様々な障害が出る。

　脳梗塞は脳血管障害による死因の半数以上を占める。社会の高齢化に伴い、罹患数の増加が予想される。早期リハが必要である。

２）分類（臨床病型による）

①アテローム血栓性脳梗塞：脳蓋内外の主幹動脈アテローム硬化（動脈硬化）により生じる脳梗塞。中高年に好発。危険因子として高血圧、糖尿病、脂質異常症などがある。狭心症、心筋梗塞、閉塞性動脈硬化症を併発していることが多い。頻度19.5％[27]。好発部位は脳内の血管分岐部やその直後に起こりやすい。

症状：TIAの先攻が約20〜30％に見られる。一過性の脱力、片麻痺、失語、しびれ、黒内障が見られることもある。数分から数時間で回復するが、時に繰り返す。安静時に好発、起床時片麻痺、一側の感覚障害、構音障害などで発症。進行すると失語、麻痺の進行が見られる。診断確定や進行状態を見るにはMRI画像が役立つ。

②心原性脳梗塞：心臓内血栓の誘因には不整脈、弁膜症の心疾患の存在、⑴左心房・左心耳では非弁膜症性、弁膜症性、洞不全症候群、ペースメーカーなど、⑵弁、弁輪部では、弁膜症（僧帽弁狭窄症）、感染性心内膜炎、人工弁など、⑶左心室では急性心筋梗塞（特に発症後１ヶ月以内）、心筋症、ペースメーカーなど。

　梗塞を起こした血管に再び血液が流入すると、梗塞部に出血（出血性梗塞）が生じる。当日昼から正午数日以内に出現しやすい。

診断には MRA（脳血管撮影）、心エコー検査、心電図が役に立つ。

　③ラクナ梗塞：細い脳動脈穿通枝(せんつうし)に起こる直径 15mm 未満の小さな梗塞。高血圧の高齢者に多く、大脳基底核、内包、視床、橋などの穿通枝領域に発生。軽度の運動障害、感覚障害、構音障害などを生じる。多発すると脳血管性認知症やパーキンソン病の原因となる。診断には MRI（特に拡散強調画像）が有用。

5．脳血管障害に見られる障害

1）運動機能障害

運動麻痺：皮質脊髄路の障害。随意的に筋収縮ができなくなること。特徴は筋トーヌス異常、反射異常、連合運動、共同運動の出現、筋萎縮など。発症直後は弛緩性だが、その後痙縮が出現する。片麻痺ではウェルニッケ・マン肢位という姿勢がとりやすい。

運動失調：四肢の動作時に協調運動障害があり、起立・歩行時に平衡障害が起こる。

不随意運動：筋群の不随意な収縮。病変部位との関連では小脳障害による運動時振戦、視床や中脳の障害による姿勢時振戦など。

2）感覚・知覚障害

体性（表在・深部・複合）感覚障害：末梢受容器から大脳皮質の感覚領域に至る経路のいずれに病変が存在しても起こり得る。感覚障害が上下肢などに及ぶ場合は中枢性の感覚障害が疑われ、一肢かつ限局された部位に認められた場合は末梢性の感覚障害を疑うことができる。異常感覚、錯感覚、感覚鈍麻、感覚脱失、感覚過敏などの障害を生じる。

視力・視野障害：視覚路の病変によって、視力の低下・欠損が起こる（脳卒中では同名半盲の型が多い）。

3）高次機能障害

失語：言語の内容的な理解と表出の障害。ブローカー失語、超皮質性運動失語、全失語、ウェルニッケ失語、伝導失語、健忘失語、超皮質性感覚失語など。

失行：運動麻痺、失調などの運動障害はなく、また遂行すべき行為の知識や意欲も十分ありながら、その行為を正確に遂行できない状態。肢節運動失行、観念運動失行、観念失行（脳卒中患者は観念失行の型〈優位半球の頭頂葉の障害〉をとることが多い）。

失認：感覚が正常で、意識障害、知的障害もないのに、対象を認知できない状態。視覚失認、視空間失認、聴覚失認、触覚失認、身体失認、半側空間無視（臨床的には右半球病変による左半側空間失認）などが見られる。

4）覚醒・注意の障害

覚醒レベルの低下（ジャパン・コーマ・スケール〈JCS〉で評価）：脳幹部や視床、小脳の出血で著しい。

注意の障害：注意集中困難、注意散漫、注意の固着が起こり、目的行動の遂行に支障をきたす。

病識の欠如

5）感情・情動の障害：基本は不安、うつ状態。無意識的傾向として、退行、否認を示すことがある。

6）知的機能障害：時間と場所の失見当識、記憶と判断の障害など。脳卒中後の記憶障害は短期記憶の障害が主で、長期記憶は保持されていることが多い。

6．合併症

　長期臥床の場合の廃用症候群として、関節拘縮と強直、異所性仮骨、褥瘡、肩手症候群、起立性低血圧、体温調節障害、脳血管性認知症などがある。また、重度の感覚障害や身体部位失認を有する片麻痺患者の麻痺側上肢に乱暴な扱いをすると、関節などを損傷することがある（誤用症候群）。

　このような二次的合併症を予防する必要がある。ほかに高血圧、心疾患、糖尿病などの既往合併症があることが多い。

　嚥下障害：脳卒中の患者約30％に存在するとされる。1～2週間で改善する摂食・飲水時のむせ、構音障害、食後の咳などがある時に疑ってみる。

　排泄障害：脳血管障害の1/3～2/3の患者に起こり、大脳や脳幹の病変でしばしば見られ、尿閉、尿失禁、頻尿などがある。早期から座位での自然排尿・排便を心がける。

　痙攣発作：脳卒中患者では4～13％程度の罹患率。約半数は発症後1ヶ月以内に、残り半数がそれ以後に発生するが1年以上して初発することもある。

7．予後

　日常生活動作（ADL）、上肢、言語、歩行能力は発症から3ヶ月までは回復が大きい。その後の改善の度合いは小さくなり、回復は3～6ヶ月でほぼ終了となる。

　一般に機能的状態の予後が悪い要因は、意識障害が長いこと、再発、高齢、失禁、視空間失認などが挙げられる。また、発症後1～3週間以内に随意運動が改善し、筋緊張があまり見られない場合は回復良好であるが、随意運動の改善より連合反応や痙縮が顕著となる場合は予

後不良であるといわれる。

8．脳血管障害のリハ

　老健施設には、脳血管障害の後遺症で入所し、リハ訓練を目的とする回復期の入所者が多い。

　1）急性期の目標（発症〜3ヶ月）

　　①廃用症候群の予防、早期のADLの向上と社会復帰をはかる。早期座位、立位、装具を用いた早期歩行訓練、摂食・嚥下訓練、セルフケア（リハチームによる集中的リハ、早期退院に向けた積極的指導）を行う。

　　②高血糖、低栄養、痙攣発作、高体温、深部静脈血栓症、血圧変動、不整脈、心不全、誤嚥、麻痺側の無菌性関節炎、褥瘡、消化管出血、尿路感染症などの合併症に留意する。

　2）回復期リハ（急性期病院退院以降）

　　①移動、セルフケア、嚥下、コミュニケーション、認知など複数領域の障害残存例に対し、リハ関連職種、理学療法士（PT）、作業療法士（OT）、言語聴覚士（ST）が各領域で集中的に回復期リハを実施する。

　　②目標は短期と長期に分け、ゴールを設定する。なお、老健入所者は各種合併症および併存疾患があるので、リハ訓練の際は対象者の状況をよく理解して行う。その際、医師（施設長、リハ医）の指示、看護師・薬剤師・栄養士等の協力を得て、理学療法、作業療法、言語聴覚療法を行う。リハ中に対象者の病状の変化に気づいたら看護師・医師に報告すること。

　3）維持期リハ

　　①回復期リハ終了後の慢性期脳卒中患者に対しては、筋力、体力、

歩行能力などの維持・向上のため、訪問リハ、外来リハ、地域リハについて適応を考慮する。
②在宅生活を維持、支援するための間欠的入院によるリハを検討する。
③復職を希望する場合、就労能力を適切に評価し、その上で職業リハの適応を検討する。

あとがき

　私は老健で施設長・非常勤医師として、いつの間にか14年間勤務していた。最初は何もかも初めて経験することが多く、日々決められたスケジュール、朝の朝礼をこなし、前日までの夜勤看護師からの報告、事務長からの報告や各種予定を聞き、次いで夜勤看護師、師長の申し送りを聞き、各居室階の回診、各種書類の決済、問題のある入所者の診察、処置、臨時処方、定時処方を行った。また、必要に応じて専門機関への受診や緊急搬送の指示などを行い、新入所者があれば入所時診察・指示なども行った。その他各種会議出席、各種書類作成などで、あっという間に一日が過ぎる日々が続いた。

　診察に関しては過去の診療経験が多少役立ったが、自らも高齢者になっているにも関わらず、老化に関する知識、高齢者特有の疾患、投薬や処置に関しての知識が少なく、すべて基礎から学び直した。疾患の基本的知識には、主にMinds医療情報サービスや各学会のガイドラインを参照した。

　さらに、老健に関する基本的知識は、最初に勤務した老健が横浜にあった関係で、平成23（2011）年に、当時の神奈川県保健福祉局福祉・次世代育成部高齢施設課保健・居住施設グループの担当者から「老健施設の管理者の方へ」という説明資料を基に、管理者の役割、事業者の管理、業務実施状況把握、苦情対応、事故対応、入退所判定、身体拘束廃止、老健の診療、老健への行政指導などについて説明を受けた。特に平成23年から平成26（2014）年頃は施設内事故などが多く、こうした小冊子はその後の施設運営に大変有用であった。

あとがき

　老健施設に入所中の方々は、我が国が第二次世界大戦に敗れた頃に小児期や思春期を過ごし、その後家族のため、会社のため猛烈に働き、エコノミックアニマルといわれながらも、我が国を経済大国にまで押し上げた世代である。何らかの理由で老健施設に入所したが、在宅の生活とは異なり、起床から就寝まで決められたスケジュールで過ごすことへのギャップに戸惑い、一刻も早く自宅に戻りたいと家族を悩ませる入所者も多い。日常生活が自立に近い場合はともかく、認知症の場合は特に対応が難しい。入所者の家族の方々は、少産少死の核家族時代の生まれで、兄弟姉妹も少なく、入所者の様々な訴えの対応に苦労されることが多い。

　そのような方々が、高齢者医療・介護福祉施設で適切な医療・介護サービスの提供を受けることで、要介護や要支援の高齢者の日常生活動作（ADL）を改善し、可能であれば在宅復帰に導きたい。そのためには老健施設をより良い施設にすることが大切である。

　老健の入所者には、整形外科的疾患では脊柱側彎症や転倒に伴う骨折（大腿骨頸部及び転子部骨折）、代謝性疾患では糖尿病、循環器疾患では心不全や不整脈、脳血管障害では脳出血、脳梗塞、皮膚疾患では褥瘡、胃腸疾患では便秘などが多く見られるが、これらにはすべて該当する学会から出されているガイドライン、厚生労働省のホームページ、Minds医療情報サービスなどの最新版が有用である。

　さらに最近ではディープラーニング（深層学習）を活用したAI（人工知能）の利用も取り上げられるが、それに関しては今後の動向に注意し、安易な利用は避けた方が良い。

　本書は老健で初めて勤務をされる方々、特に医師を含めた医療関係者に、少しでも役立つ知識を記述したつもりである。読者の皆様のお役に立てば幸いである。

本書の刊行に当たり多くの方のご協力を頂いた。心から感謝申し上げる。

　新型コロナウイルス感染症を含む感染症対策の基本について特別に寄稿してくださった岡部信彦（川崎市健康安全研究所所長〈執筆時〉）、資料の解析に協力頂いた山田雅史（元神奈川リハビリテーションセンター研究・研修所）、原稿の校正にご協力頂いた大浦哲（元読売光と愛の事業団常務理事）、坂上博（読売新聞東京本社調査研究本部）、照屋正則（赤塚園施設長）、出版にご協力頂いた大島敏明（慈誠会常務理事）、小出純（慈誠会理事長）の諸先生方に感謝申し上げる。

　最後に、各施設の統計資料の利用に当たって了承してくださった上尾中央医科グループ、葵会グループ、慈誠会に感謝申し上げる。

令和7年1月

熊 谷 公 明

参考文献

1）熊谷公明・徳田哲男・藤井直人・秋山哲男編『講座・高齢社会の技術1　高齢社会の適正技術』日本評論社、1996
2）熊谷公明・長谷川和夫編『講座・高齢社会の技術2　老いる技術』日本評論社、1995
3）熊谷公明「高齢者・障害者へのヒューマンテクノロジー応用研究（神奈川県委託事業）」『神奈川県総合リハビリテーションセンター20周年記念誌』神奈川県総合リハビリテーション事業団、1993、249〜250頁
4）内閣府ホームページ「令和5年版高齢者白書（概要版）」　第1章　高齢化の状況　https://www8.cao.go.jp/kourei/whitepaper/w-2023/html/gaiyou/index.html
5）厚生労働省ホームページ「令和4年簡易生命表の概況」1　主な年齢の平均余命、同4　死因分析　https://www.mhlw.go.jp/toukei/saikin/hw/life/life22/index.html
6）日本老年学会・日本老年医学会『「高齢者に関する定義検討ワーキンググループ」報告書』日本老年学会・日本老年医学会、2017
7）長谷川和夫・長嶋紀一「第7章　パーソナリティの変化」『老人の心理』全国社会福祉協議会、1990、41〜48頁
8）厚生労働省「広報誌『厚生労働』」2021年11月号　特集I　https://www.mhlw.go.jp/stf/houdou_kouhou/kouhou_shuppan/magazine/202111_00001.html
9）日本老年学会「フレイルに関する日本老年医学会からのステートメント」、2014　https://jpn-geriat-soc.or.jp/info/topics/pdf/20140513_01_01.pdf
10）葛谷雅文「用語解説　フレイル」『JSPEN』3巻2号、日本臨床栄養代謝学会、2021、114〜120頁
11）堀誠「長寿の秘訣」『慈恵医大小児科同窓会誌』1985、10〜12頁
12）厚生労働省老健局「介護保険制度の概要（参考資料）　令和3年5月」、2021
13）厚生労働省老健局「介護老人保健施設（参考資料）　社保審―介護給付分科会　第144回（H29.8.4）」、2017
14）社団法人全国老人保健施設協会編集協力『介護老人保健施設運営のための基準と解釈』中央法規出版、2010、5〜8頁
15）横田千晶「脳血管障害発症直後の医療連携――脳血管障害の市民啓発とFAST」

（北川泰久・寺本明・磯部光章・弓倉整監修、鈴木則宏・峰松一夫・寶金清博・水間正澄編「脳血管障害診療のエッセンス」）『日本医師会雑誌』第 146 巻・特別号（1）、日本医師会、2017、54 〜 55 頁

16）大河内二郎「老年医学の展望——これからの介護老人保健施設に期待される役割」『日本老年医学会雑誌』58 巻 4 号、日本老年医学会、2021、533 〜 539 頁

17）中島健二・天野直二・下濱俊・冨本秀和・三村將編『認知症ハンドブック』第 1 版、医学書院、2013、8 〜 15、57 〜 97、636 〜 641、653 頁

18）栗田主一・北川泰久・鳥羽研二・三村將・弓倉整・横手幸太郎監修・編集、日本医師会編「認知症トータルケア」『日本医師会雑誌』第 147 巻・特別号、日本医師会、2018

19）World Health Organization 編、融道男・中根允文・小見山実・岡崎祐士・大久保善朗監訳『ICD-10 精神および行動の障害——臨床記述と診断ガイドライン』医学書院、2005

20）髙橋三郎・大野裕監訳、染矢俊幸・神庭重信・尾崎紀夫・三村將・村井俊哉訳、日本精神神経学会日本語版用語監修『DSM-5 精神疾患の分類と診断の手引』医学書院、2014、282 〜 283 頁

21）髙橋三郎・大野裕監訳、染矢俊幸・神庭重信・尾崎紀夫・三村將・村井俊哉・中尾智博訳、日本精神神経学会日本語版用語監修『DSM-5-TR 精神疾患の分類と診断の手引』医学書院、2023、275 〜 312 頁

22）厚生労働省老健局「介護現場における（施設系 通所系 訪問系サービスなど）感染対策の手引き　第 3 版　令和 5 年 9 月」、2023
https://www.mhlw.go.jp/content/12300000/001149870.pdf

23）日本高血圧学会高血圧治療ガイドライン作成委員会編『高血圧治療ガイドライン 2019』ライフサイエンス出版、2019

24）伊藤貞嘉「高血圧治療ガイドライン 2019 のエッセンス」『日本内科学会雑誌』109 巻第 3 号、日本内科学会、2020、512 〜 520 頁

25）Teramoto S., Fukuchi Y., Sasaki H., Sato K., Sekizawa K., Matsusue T., et al. "High incidence of aspiration pneumonia in community- and hospital-acquired pneumonia in hospitalized patients: a multicenter, prospective study in Japan", J Am Geriatr Soc. 2008 Mar; 56（3）, pp. 577-579

26）医療・介護関連肺炎（NHCAP）診療ガイドライン作成委員会編「第 8 章　誤嚥

性肺炎」『医療・介護関連肺炎（NHCAP）診療ガイドライン』第 1 版、日本呼吸器学会、2011、32 〜 35 頁

27）小林祥泰「脳卒中データバンク 2015」（北川泰久・寺本明・磯部光章・弓倉整監修、鈴木則宏・峰松一夫・寶金清博・水間正澄編「脳血管障害診療のエッセンス」）『日本医師会雑誌』第 146 巻・特別号（1）、日本医師会、2017、44 〜 47 頁

28）医療情報科学研究所編「脳動脈と脳血管障害／脳梗塞」「脳動脈と脳血管障害／脳内出血」『病気がみえる〈vol.7〉脳・神経』第 1 版、メディックメディア、2011、64 〜 91、105 頁

参考資料

資料1　同意書

同　意　書

1. 介護老人保健施設（略称　老健）　　　園は、介護保険で運営され、医療保険で運営される病院ではありません。
2. 老健の設置基準で　100床の施設では、医師は1名、看護師は9.2人以上とされております。
3. 夜間・休日に医師は勤務しておりません、不在時には、看護師は医師と連絡を取り、指示を受け、必要な処置を行います。万が一連絡が取れない場合は、看護師の判断で、病院受診などの対応を行います。
4. 入所中に医療機関（病院、診療所など）を受診した場合、医療保険証は使用できません。全額施設負担となります。但し　診療内容が医療保険請求されるものについては、一部負担が生じ、すべて入所者負担です。　また、外泊中に他の医療機関を受診する場合でも、上記と同じです。
5. 老健では、入所者(短期入所者も含む)に提供するサービスに医療も含まれております。従って入所者に必要な日常的な医療については、施設の医師・看護師が行います。
6. 高齢者は加齢に伴い身体及び精神機能の低下が起こり、さらに入所による環境変化も加わり、加速されることもあります。
   よくある例として、誤嚥性肺炎や窒息、転倒による骨折、頭部外傷、脳梗塞や脳出血、狭心症、心房細動、慢性心不全の急性憎悪など、認知症の進行に伴う周辺症状、既存精神疾患の発症（うつ病、統合失調症、等）、その他症候性てんかん　などがあります。
7. 上記6に挙げたような疾患で、緊急医療が必要な場合は、直ちに当施設の協力病院などに緊急搬送いたします。入院の場合当施設は退所となり、回復し退院の場合、ご希望の場合再入所ができます
8. 当施設では入所者の人権を守る立場から、原則として、身体拘束は致しません。
9. 持参処方箋に関しては、一定期間観察し、必要最小限の薬剤まで調整することもあります。その際同種同効の薬剤(後発医薬品)に変更することがあります。
10. 入所時の居室は、利用者の病状により、入所期間中変更することがありますが、予めご了承ください。

以上につき　私及び家族等は、説明を受け、理解、同意、承諾しました。

平成　31　年　　　月　　　日

介護老人保健施設　　　　園
　　　　施設長　　　　殿

ご利用者様名　　　　　　　　　　印

ご家族様名　　　　　　　　　　　印
　続柄（　　　　　　　）
　説明者　　　　　　　　　　　　印

資料２　延命処置

<u>資料２　延　命　処　置</u>

　当老健施設に入所される前に　意思表示が来る方に、将来その能力が失われた時、終末期医療(延命治療)をどう選択するか、そのご意思を事前に、書面で確認させて頂き、病状の急変時、緊急搬送先の医療機関に、そのご意思をお伝えしますので、書面による確認をお願いいたします。

　また、すでに自分の意思を正しく正確に他者に伝えられない場合は、ご家族、親族等の方々(代理判断者)に、ご本人が以前健康であった時期に、どのような意思であったかを含めて、ご判断ください。

延命治療とは

　　重い疾患で死が差し迫り、回復の見込みがない状態での、ただ命を延ばすだけの治療
　　人工呼吸器・心肺蘇生術（心臓マッサージや人工呼吸）・人工的水分補給（点滴、経管栄養、胃ろうなど）・
　　人工透析・大手術など、延命に関わるすべてを含みます。
　　ただし、助かる見込みのある救命治療は含みません。

1. いかなる状態でも、高度な延命治療を希望する
2. 高度な延命処置は希望しないが、助かる見込みのある救命治療は希望する
3. その他　ご希望があれば、ご記入ください

　　　　　　　　　　　　　　　説明者　　　　　　　　　　印

　　　　　　　　　　　　　　　ご利用者様名　　　　　　　印

　　　　　　　　　　　　　　　ご家族様名　　　　　　　　印
　　　　　　　　　　　　　　　　続柄（　　　　　　）

　令和　　年　　月　　日
　　　　　　　　　　　介護老人保健施設　　園
　　　　　　　　　　　　施設長　　　　　印

慈誠会について（追記）

　医療法人社団慈誠会は、『まごころとほほえみをもって！　やさしいいたわりと思いやりをこめて！　患者さまに愛される明るいホームホスピタルを作りましょう！』という院是のもとに、1979年に組織され（創始者：大畑隆司前理事長・故大畑信子総院長夫妻）、ケアミックス型の「上板橋病院」や「東武練馬中央病院」を有していた。翌年「慈誠会病院」（「上板橋第二病院」に名称変更後、閉院）を開設したのち、1984年には「慈誠会 徳丸病院」（板橋区初の回復期リハビリテーション（回複リハ）専門病棟を有する「慈誠会 徳丸リハビリテーション病院」）を、翌1985年には「慈誠会 若木原病院」を開設した。そして、1994年には、埼玉県新座市に慈誠会初の老健となる「新座園」を、1997年には念願の「人間ドック会館」を新設し、人間ドック専門のクリニックを立ち上げた。
　2000年には「慈誠会 前野病院」、翌年「慈誠会 成増病院」の2つの医療療養・介護型病院をオープンさせた。
　2005年、2つ目の老健を板橋区内に開いた。これが、この現在の『赤塚園』なのである。同年に「慈誠会記念病院」（現在透析専門病院）、その後ケアハウスや有料老人ホームを複数開設し、2009年「上板橋看護専門学校」も開設するに至った。
　そして2011年、JUEP（ジェフパーク）と称し、ケアミックス型の「浮間舟渡病院」、療養型老健の「浮間舟渡園」及び有料老人ホーム2棟を複合型として新設した。
　2014年、練馬区に「練馬駅リハビリテーション病院」を新設し、2020年と2022年には既存の2病院に介護医療院を併設した。2022年、

4番目の認知症病棟を含む老健「紅梅園」と回復期リハ・地域包括ケア病棟中心の「慈成会 練馬高野台病院」というケアミックス型病院を新規オープンさせた。
　2025年4月に「慈誠会 光が丘病院」の開院に向け、粛々と進捗中である。
　とりわけ、「慈誠会ブランド」と呼べるものは"リハビリテーション"や"関節リウマチ"であり、最近では"人工呼吸器"、"人工透析"及び"認知症"を加え、地域に根づき、地域に密着しながら、かかる地域への医療・介護の貢献に最大限の注力をして参りたいと考えている。
　長々と、PR含めて慈誠会の歩みを書いたが、慈誠会はおよそ50年以上にわたって、東京都板橋区・練馬区及び埼玉県新座市を拠点として、高齢者の医療・介護に携わってきている。

医療法人社団慈誠会　理事長

小出　純

寄稿者略歴

岡部　信彦（おかべ・のぶひこ）

川崎市健康安全研究所所長（執筆時）、同研究所参与（非常勤）。昭和46（1971）年東京慈恵会医科大学卒。1978〜80年米国バンダービルト大学小児科感染症研究室、帰国後国立小児病院感染科、神奈川県衛生看護専門学校付属病院小児科部長。1991〜95年WHO西太平洋地域事務局（フィリピン）伝染性疾患予防対策課課長。帰国後東京慈恵会医科大学小児科助教授、1997年国立感染症研究所感染症情報センター室長、2000年同感染症情報センター長。2012年川崎市衛生研究所（現川崎市健康安全研究所）所長。

東京慈恵会医科大学客員教授（小児科講座）、北里大学大学院客員教授（感染制御学）、神奈川県立保健福祉大学客員教授、日本大学評議員、大阪大学感染症総合教育研究拠点アドバイザリーボード（議長）、厚生労働省国内麻疹・風疹排除認定委員会委員長、厚生労働省新型コロナウイルスアドバイザリーボード構成員。

以下は辞任──内閣官房・新型コロナウイルス感染症専門家会議構成員、内閣官房・新型コロナウイルス感染症基本的対処方針等諮問委員会構成員（会長代理）、内閣官房・新型コロナウイルス感染症対策分科会構成員、内閣官房・参与（感染症対策）、WHO西太平洋地域事務局ポリオ根絶認定委員会（RCC）議長、WHO南東アジア地域事務局RCC委員、WHO世界ポリオ根絶認定委員会（GCC）委員など。

著者略歴

熊谷　公明（くまがい・こうめい）

聖母訪問会（現聖テレジア会）重症心身障害児施設名誉園長。日本小児科学会・日本小児神経学会名誉会員、てんかん学会会員、日本重症心身障害学会会員。横浜総合病院小児科・小児神経外来非常勤（2012年4月～24年4月）。読売光と愛の事業団評前議員、国際小児神経学会等会員、老健協会個人会員（前）。

【学歴・職歴】大学関係：昭和37（1962）年東京慈恵会医科大学卒、昭和42（1967）年同大学院博士課程修了。東京慈恵会医科大学、昭和大学、昭和薬科大学客員教授。

福祉関係：神奈川県総合リハビリテーション事業団、研究研修所所長。

老健施設長：慈誠会赤塚園（2022年）、愛友会ハートケア横浜（2011年6月～2015年5月）、ちとせ会葵の園横浜（2015～18年）・枡形鳳翔会遊花園（2019年）。

重症心身障害児者関係：神奈川県総合リハビリテーション事業団（1982～2000年）、七沢療育園園長（1998～2000年）、聖母訪問会小さき花の園園長（2000～08年）、旭川児童院顧問医師（2009～11年）。

海外医療関係：英国ロンドン日本クラブ診療所勤務（1975～78年）、その間英国セントトーマス医科大学小児科、英国小児病院小児神経科研修。

海外活動：国際協力事業団関係　中近東専門家巡回健康管理・指導、サウジアラビア・南北イエメン・アラブ首長国（1980年11月）、エジプトカイロ大学小児病院小児神経専門家（1987年2～3月）、同団長（1989年1月）。

福祉機器開発関係：神奈川県委託研究　高齢者・障害者ヒューマンテクノロジー応用研究総括・副統括リーダー（1991～96年）、通産省工業技術院調査委員会委員、開発評価委員会委員、新エネルギー・産業技術総合開発機構開発委員会委員（1999～2003年）、開発推進委員会委員長（1999年度）。

介護老人保健施設(老健)で働く人々に
すぐに役立つ知識

2025年2月8日　初版発行

著　　者　　熊谷公明

制作・発売　中央公論事業出版
　　　　　　〒101-0051 東京都千代田区神田神保町1-10-1
　　　　　　電話　03-5244-5723
　　　　　　URL　https://www.chukoji.co.jp/
　　　　　　印刷・製本／精興社
　　　　　　装丁／studio TRAMICHE

©2025 Komei Kumagai
Printed in Japan
ISBN978-4-89514-559-6 C3047
◎定価はカバーに表示してあります。
◎落丁本・乱丁本はお手数ですが小社宛にお送りください。
　送料小社負担にてお取り替えいたします。